核医学技师实用手册

（第2版）

主　审　尹大一　王　铁
主　编　贾　强　陈曙光
副主编　王　深　刘家金

人民卫生出版社
·北　京·

图书在版编目（CIP）数据

核医学技师实用手册 / 贾强，陈曙光主编 . -- 2 版.
北京 ： 人民卫生出版社， 2025. 5. -- ISBN 978-7-117
-37908-3

Ⅰ. R81-62

中国国家版本馆 CIP 数据核字第 2025UC2889 号

核医学技师实用手册

Heyixue Jishi Shiyong Shouce

（第 2 版）

主　　编： 贾　强　陈曙光
出版发行： 人民卫生出版社（中继线 010-59780011）
地　　址： 北京市朝阳区潘家园南里 19 号
邮　　编： 100021
E - mail： pmph @ pmph.com
购书热线： 010-59787592　010-59787584　010-65264830
印　　刷： 北京华联印刷有限公司
经　　销： 新华书店
开　　本： 787 × 1092　1/32　　**印张：** 10.5
字　　数： 227 千字
版　　次： 2015 年 8 月第 1 版　　2025 年 5 月第 2 版
印　　次： 2025 年 6 月第 1 次印刷
标准书号： ISBN 978-7-117-37908-3
定　　价： 55.00 元
打击盗版举报电话：010-59787491　E-mail：WQ @ pmph.com
质量问题联系电话：010-59787234　E-mail：zhiliang @ pmph.com
数字融合服务电话：4001118166　E-mail：zengzhi @ pmph.com

编者名单

主　审　尹大一　　王　铁

主　编　贾　强　　陈曙光

副主编　王　深　　刘家金

编　者（按姓氏汉语拼音排序）

陈曙光　复旦大学附属中山医院
郭永涛　天津医科大学第二医院
贾　强　天津医科大学总医院
李桂玉　空军军医大学西京医院
李红磊　中日友好医院
厉红民　陆军军医大学第一附属医院
刘家金　中国人民解放军总医院第一医学中心
欧阳晓辉　中国人民解放军总医院第八医学中心
彭家富　山西医科大学第一医院
戚忠智　四川大学华西医院
任瑞锋　华北石油管理局总医院
阮伟伟　华中科技大学同济医学院附属协和医院
申一鸣　天津医科大学总医院
孙亚兵　中国人民解放军总医院第一医学中心
王　深　天津医科大学总医院
王　旭　郑州大学第一附属医院
王新强　中国人民解放军总医院第六医学中心
王治国　中国人民解放军北部战区总医院
姚忠强　广西医科大学附属肿瘤医院

序一

由贾强教授担纲，核医学技术队伍齐心协力、共同完成的升级版的《核医学技师实用手册》(第 2 版)与大家见面了，作为核医学技术队伍的一名“老兵”，我感到由衷的高兴，并送上真诚的祝贺。

回顾核医学技术队伍的成长历程，我颇多感慨。这支队伍的发展始于 20 世纪 70 年代，当时资源有限，不成体系。穷则思变，弱则思强，大家不抛弃不放弃，脚踏实地，艰苦奋斗，逐步发展到今天拥有涵盖核医学技师、物理师、化学师、工程师等在内的 5 000 余名从业人员的核医学技术茁壮队伍，抚今追昔，感慨系之矣。

修订后的《核医学技师实用手册》秉承了核医学技师队伍的一贯风格：务实求真，守正创新。对各个系统的图像采集与重建的每一个环节，给予了简单明了的指导。它不仅让读者知其然，更能知其所以然，是一册核医学技师的口袋书。

人类社会的进步，需要经过无数代人的共同努力，犹如运动场上的接力赛。核医学技术的进步正是如此，每一代人手中都有一棒，各有各的长度，各有各的角色，如此循环往复，流转不息，进步和发展就寓于其中。

要而言之，人生的意义与价值，并由此具体到核医学技术人员的意义与价值，就在于对核医学技术发展所肩负的承上启下、承先启后的责任感。是为序。

尹大一

2025 年 4 月

序二

当今世界，医学科学技术正以前所未有的速度重塑医疗健康的未来。核医学作为一门临床医学的前沿交叉学科，既是现代医学精准化、个体化发展的核心驱动力，也是国家科技创新与人民健康战略的重要支撑。在《“健康中国 2030”规划纲要》的引领下，核医学以其独特的诊疗一体化优势，正在成为攻克重大疾病防治难题、提升全民健康水平的关键力量。

近年来，我国核医学发展逐步驶入快车道。在国家政策层面上，《“十四五”医疗装备产业发展规划》《医用同位素中长期发展规划（2021—2035 年）》等纲领性文件明确提出，加快高端核医学设备国产化进程、优化放射性药物研发体系、完善核医学诊疗服务体系等目标。在政策红利的推动下，国产 PET/CT、SPECT/CT 等设备核心技术不断突破，新型放射性药物研发与国际并跑，核素治疗在甲状腺癌、前列腺癌等领域的临床应用日益成熟，标志着我国核医学正处于从“跟跑”迈向“领跑”的新阶段。

为适应核医学快速发展的趋势，满足广大核医学技师和物理师学习和工作的需求，在中华医学会核医学分会的大力支持和关心下，在中国人民解放军总医院第一医学中心尹大一教授的精心指导下，贾强主编带领中华医学会核医学分会第十二届委员会技术学组齐心努力，组织专家修订了这本《核医学技师实用手册》。本手册的再版，将为规范核医学技术操作、提高核医学技术工作者专业水平、促进核医学学科发展起到积极的推动作用。相信本手册将成为广大核医学技师和物理师的良师益友，为保障医疗安全、提高医疗质量做出应有的贡献。

最后，衷心感谢中华医学会核医学分会第十二届委员会技术学组的各位专家在手册编写过程中的辛勤劳动和无私奉献！期待本手册能为培养具有国际视野、创新能力的核医学技术人才提供助力，为我国实现高水平科技自立自强、构建优质高效的医疗卫生服务体系贡献智慧与力量。

汪静

2025 年 4 月

序三

在医学发展的浩瀚长河中，核医学以其独特的学科魅力，架起了基础科学与临床实践之间的桥梁。作为一门融合了物理学、化学、生物学、医学影像学与临床医学的交叉学科，核医学技术不仅为疾病的精准诊断与个体化治疗提供了关键工具，更在探索生命奥秘的征程中开辟了全新的视角。随着放射性药物研发、分子影像技术革新以及人工智能的深度介入，核医学正以前所未有的速度迈向精准化、智能化的新时代。

修订《核医学技师实用手册》的初衷，源于对核医学学科发展与核医学技师及物理师人才培养的双重关切。当前，核医学技术的应用场景日益扩展：从肿瘤的早期筛查到心脏功能的动态评估，从神经退行性疾病的分子探针追踪到放射性核素靶向治疗的突破，其价值已渗透到现代医疗的方方面面。然而，技术的快速迭代与多学科融合的特性，也对从业者提出了更高的要求——既需要扎实的理论功底，又需要具备灵活的实践能力与跨学科思维。本书的编写团队由国内核医学领域的权威专家、一线临床技师及高校教师共同组成，力求在系统性、实用性与前瞻性之间找到平衡，为读者构建一个层次分明、逻辑清晰的知识框架。

需要特别强调的是，核医学技术的本质始终是“以患者为中心”。无论是剂量优化方案的制定，还是检查流程的人性化设计，抑或是辐射风险的知情告知，本书始终将医学伦理与人文关怀贯穿于技术描述的细节之中。我们期待读者在掌握技术要领的同时，亦能深刻理解这项“有温度”的学科所承载的责任与使命。

本书的编写工作是在天津医科大学总医院贾强主任的精心策划和指导下，在中华医学会核医学分会第十二届委员会技术学组的各位专家齐心努力下，在编写团队经过悉心斟酌和辛勤工作下完成的。谨以此书推荐给所有致力于核医学事业的临床医师、技师、物理师、科研工作者及医学生。愿本书成为读者探索之路上的可靠伙伴，更期待未来能与同行一道，以技术创新为舟，以仁心仁术为舵，共同驶向核医学发展的广阔蓝海。

李亚明
2025 年 4 月

序四

随着技术的进步，核医学诊疗设备不断更新迭代，具有更为先进技术和性能的诊疗设备层出不穷，提升了核医学影像检查的探测能力；同时各种新型示踪剂也在不断涌现，拓展了核医学的服务范围。基于此，核医学诊疗技术在疾病诊疗中发挥着越来越重要的作用。随着大量翔实证据的积累，核医学诊疗技术得到了临床医生的更多认可。尤其是在被纳入国家卫生健康委员会发布的多种疾病诊疗规范与指南后，核医学诊疗技术逐渐成为临床医生在疾病诊疗过程中重要的选择，并成为临床实践中实现规范诊疗、推动高质量发展的重要组成部分。由此，推动了核医学发展的同时，也对核医学科的临床服务能力提出了更高要求。

核医学科的医师、技师、护士和药师（化学师）等工作人员在知识快速更新的今天，及时将新知识、新技能转化为临床服务能力；在新形势、新特点下，高质量完成本职岗位工作，实现彼此间的密切合作是核医学高效运营的基石，也是核医学生存与发展的重要保障。技师是核医学科的重要组成部分，承担核医学诊疗中的基础工作，例如与患者的沟通、图像采集与后处理等。在工作全流程中，诸多细节与质控措施大多是即时性的，相关信息难以再现，提供给医师作为诊疗素材与佐证的多为技师工作的“产品”。因此，提升技师的技能、质控意识和能力，是确保其工作质量的重要措施。第1版的《核医学技师实用手册》正是基于此应运而生，在过去十余年的推广与应用中，发挥了重要作用，并得到了技师的普遍认可，成为他们手中的“宝典”。

随着性能更为强大的SPECT/CT、PET/CT、PET/MR等融合影像设备成为主流，诊疗一体化临床应用的逐渐拓展，核医学诊疗工作的内涵更加丰富。在新形势下，如何及时更新技师的知识内涵，提升工作能力并能够从容应对各种复杂场景，确保工作的高质量实施，是国内核医学专业迫切需要解决的问题之一。《核医学技师实用手册》的内容更新与再版，使得该书与时俱进，再现“青春活力”。期待该书能够为技师的成长和工作能力的提升起到积极的促进作用，成为新一代年轻技师的良师益友。

石洪成

2025年4月

序五

核医学的起源可追溯至20世纪初居里夫人的放射性研究，但真正意义上的临床应用始于20世纪40年代放射性碘（^{131}I）在甲状腺疾病诊断与治疗中的成功应用。此后，随着放射性示踪剂、闪烁扫描仪和伽马照相机的相继问世，核医学逐步从静态显像迈向动态功能评估。20世纪70年代后，单光子发射计算机断层成像（SPECT）和正电子发射断层成像（PET）技术的诞生，标志着核医学进入功能影像与定量分析的新纪元。近年来，核医学设备与放射性药物研发的突飞猛进，尤其是PET/CT、PET/MRI等多模态影像技术的融合，使其在肿瘤学、神经科学和心血管疾病领域的价值愈发凸显。

21世纪初，分子影像医学的崛起将核医学推向更高维度。这一领域以分子探针为核心，通过特异性靶向生物标志物，在活体状态下无创揭示疾病的分子机制。例如，^{18}F-FDG PET显像通过追踪葡萄糖代谢异常，成为肿瘤早期诊断与疗效评估的“金标准”；PSMA、DOTA肽等新型探针的应用，则实现了前列腺癌、神经内分泌肿瘤等疾病的精准定位。分子影像不仅突破了传统解剖影像的局限，更架起了基础研究与临床实践之间的桥梁，为个体化医疗和靶向治疗提供了科学依据。

核医学技术是核医学学科发展的桥梁，将复杂的核物理原理转化为临床可用的诊疗工具。核医学技师的专业素养与实践经验是核医学安全、高效发展的基石。核医学技术严谨的质量控制体系是核医学诊疗可行性的基础，支撑学科规范化发展。近年来，在国家政策的支持下，我国核医学的发展逐步驶向快车道，人工智能飞速发展预示着核医学即将进入精准医学时代。为顺应核医学发展的需要，《核医学技师实用手册》（第 2 版）针对核医学技术发展的新方向、新趋势相关内容作出了相应的介绍，引领着核医学技师、物理师、化学师进行技术创新的实践。

《核医学技师实用手册》的再版工作，是以中国人民解放军总医院第一医学中心尹大一教授和首都医科大学附属北京朝阳医院王铁教授共同主编的第 1 版为蓝本，以天津医科大学总医院贾强教授和复旦大学附属中山医院陈曙光教授为主编，在全部编者的共同努力下精心完成的，力求为我国从事核医学技术行业的技师、物理师提供准确的引领和指导。我们期待本手册能成为医学生、核医学技术相关从业人员与科研工作者的知识基石。同时，我们也建议核医学临床医师能够通读此手册，提升与核医学技术相关的知识储备，为核医学的诊疗夯实基础。最后，借此书出版的契机，希望我们所有的核医学从业者，可以共同助力核医学事业的发展，造福人类健康。

谭建
2025 年 4 月

前言

核医学技术是核医学领域中一门极具特色的交叉学科，它通过放射性核素与精密成像技术的结合，在分子层面揭示生命的奥秘，为疾病的早期诊断、精准治疗及疗效评估提供了不可替代的技术手段。随着近年来核医学的飞速发展，以及核医学工作者不断地锐意进取，核医学技术正以“可视化”的方式，推动临床医学迈向更微观、更动态的新维度。随着新型放射性药物研发、多模态影像融合、人工智能辅助分析等技术的突破，核医学的临床应用边界不断拓展，这对专业人才的知识储备与实践能力提出了更高要求。在此背景下，本书的撰写旨在构建系统化的核医学技术知识框架，助力读者掌握核医学技术的核心理论与实践技能。

本书以尹大一教授2015年起草编撰的《核医学技师实用手册》为蓝本，以“夯实基础、聚焦应用、启迪创新”为核心理念，内容涵盖核医学技术的全链条知识体系。从核医学技术概论、核医学设备、放射防护、核医学设备常规性及预防性质量控制、核医学成像参数选取与图像采集方式及常用放射性药物等方面出发，为读者奠定扎实的理论根基；各论方面则结合神经系统、循环系统、消化系统、呼吸系统、泌尿系统、内分泌系统、淋巴系统、骨骼系统、肿瘤疾病，以及体外分析技术等各个方面，阐述核医学技术在临床诊断、治疗中的实际应用；同时阐述了近年来飞速发展的放射性核素靶向诊疗、分子影像探针的应用、人工智能辅助诊断等前沿方向及技术。

本书的撰写凝聚了数十位核医学技术方面的专家、学者及一线临床技师、物理师的智慧和汗水。他们在繁忙的临床与科研工作之余倾注心血，确保内容既符合国际最新技术标准，又贴近国内临床实际需求；本手册撰写工作历时 1 年，经三轮互审及校对方才交稿。在此付梓之际，谨向所有编者及参加编写工作的人员致以由衷感谢。同时，特别感谢业界同仁提供的宝贵意见与建议，使本书更具实践指导价值。

核医学技术的革新日新月异，书中难免存在局限与疏漏，恳请广大读者及同仁提出宝贵意见。希望本书能为医学影像技术、核医学、生物医学工程等专业的学生铺就一条通往核医学殿堂的阶梯，也为工作在临床一线的核医学技师、物理师提供一份可信赖的参考，共同助力我国核医学事业的蓬勃发展。

贾强

2025 年 4 月

目录

第一章

核医学技术概论

第一节　核医学技师人员的分类

【技术人员的分类与定义】

1．**核医学技师**　核医学领域中的专业技术人员。主要负责核医学设备操作成像、图像处理、设备维护及质控等工作，协助核医学医师完成诊断和治疗工作。

2．**核医学物理师**　专业从事核医学领域中的物理学相关工作的人员，负责设计核医学技术的物理和工程方面工作。

3．**核医学化学师**　专注于核医学领域的专业人员，主要负责与放射性药物相关的化学研究、开发、制备和质量控制工作。

【核医学技师的岗位职责】

1．**放射性药物的准备与给药**　按照核医学医师的诊疗计划，准确制备和注射放射性药物。放射性药物用于成像［如正电子发射断层成像（PET）］或治疗（如放射性碘治疗甲状腺疾病）。

2. **操作成像设备** 使用专门的成像设备（如γ照相机、单光子发射计算机断层成像SPECT、PET扫描仪）进行医学成像。这包括设置设备参数、获取图像、调整图像质量等。

3. **受检者管理** 与受检者沟通，解释检查过程，确保受检者配合，并处理任何可能出现的问题或不适情况。

4. **图像处理与分析** 对获取的图像进行初步处理和分析，协助医生做出诊断。技术人员可能需要使用专业软件进行图像重建和分析。

5. **设备维护与质量控制** 负责对成像设备进行基本维护、校准和质量控制，确保设备的准确性和可靠性。

6. **记录与报告** 准确记录每个检查的相关数据和结果，并为医生提供必要的报告支持。

7. **遵守安全与法规要求** 确保在操作过程中遵守相关的辐射安全和环境保护法规，保护受检者和工作人员的安全。

【核医学物理师的岗位职责】

1. **设备维护与校准** 确保放射性成像设备和治疗设备的准确性和可靠性，包括定期校准和维护。

2. **剂量评估** 计算和监测受检者接受的放射剂量，确保剂量在安全范围内。

3. **技术支持** 为临床团队提供技术支持，包括优化成像和治疗技术。

4. **质量控制** 实施和监督质量控制程序，以确保成像和治疗结果的精确性和一致性。

5. **研究与开发** 参与新技术的研究和开发，改善核医学程序的效果和提高其安全性。

【核医学化学师的岗位职责】

1. **放射性药物的合成** 设计和合成用于诊断和治疗的放射性药物。这些药物通常包括核素及其标记的化合物，主要包括小分子、多肽、抗体等。

2. **质量控制** 确保放射性药物在生产过程中符合严格的质量标准。这包括对药物的纯度、比活度、稳定性等进行检测和验证。

3. **法规遵守** 确保放射性药物的生产和使用符合相关的法规和标准，包括放射性物质的处理和安全使用规范。

4. **技术支持和咨询** 为医疗机构提供技术支持，包括放射性药物的应用、储存和安全使用方面的建议。

5. **研究与开发** 参与新型放射性药物的研发工作，包括探索新的应用领域和改进现有技术。

第二节 核医学定义与示踪、探测原理

【核医学定义】

核医学是研究核技术在医学中的应用及其理论的学科，也可以说核医学是应用放射性核素或核射线诊断、治疗疾病或进行医学研究的学科。核医学又是一门涉及多学科领域的综合性边缘性医学学科，是核物理学、电子学、化学、生物学、计算机技术等相关学科与医学相结合的产

物，为解决医学中某些诊断、治疗中的疑难问题以及医学科学研究提供了重要而有效的手段。从应用领域来讲，核医学不仅包括临床诊断，还包括临床治疗和科学研究，几乎涉及医学的各个学科和专业；从技术手段来讲，核医学不仅有显像技术、功能测定技术，还包括体外分析实验技术。因此，核医学并非一项简单的技术，而是一个在诊疗范围和研究领域方面都十分广泛的独立临床医学学科。

【示踪技术原理】

放射性核素示踪技术是以放射性核素或标记化合物作为示踪剂，应用射线探测仪器检测示踪剂分子的行踪，研究被标记物在生物体系或外界环境中的分布状态或变化规律的技术。示踪技术是继显微镜发明以来又一突出成就，显微镜发现了细胞和微生物，而核素示踪技术看到了机体内分子的变化。

【探测技术原理】

仪器探头利用射线和物质相互作用产生的各种效应（如电离电荷、激发等），将射线的辐射能转变为电信号；电子线路根据不同的测量要求，对探头输出的电信号进行处理（例如，信号放大、能量甄别，信号定位、各种校正等），形成一幅人体放射性浓度分布图像；各种附加部件诸如计算机数据处理系统、自动控制系统、显示系统和储存系统等，对图像进行显示、储存及打印。

第三节　γ射线与物质的作用及相关探测应用

【光电效应】

当较低能量的γ光子与介质原子中束缚电子作用时，光子把全部能量传给某个束缚电子，使之发射出去，而光子本身消失，这个过程就叫光电效应，光电效应中发射出来的电子称为光电子。

核医学探测技术就是利用γ光子与晶体的光电效应。光电子使晶体原子处于激发态，当晶体原子回到基态时发出闪烁光子。而光电子在体内则被吸收，使图像衰减，需要对其进行校正。

【康普顿效应】

具有中等能量的γ光子，在与原子发生弹性碰撞时，把一部分能量转移给外层电子，使它脱离原子发射出去，而γ光子的能量和运动方向发生变化，这个过程称为康普顿效应，也称康普顿散射。康普顿散射中发射出去的电子称为康普顿电子，而能量和运动方向都变化了的γ光子称为散射光子。

在核医学成像中，康普顿效应使γ光子改变方向，使定位发生偏差，导致图像模糊，因此要对其进行校正。

【电子对效应】

具有高能量的γ光子，从原子核旁经过时，在原子核的库仑场作用下，其可以转化为一个正电子和一个负电子，这种过程叫电子对效应。γ 光子的正电子损失能量后与介质电子发生湮灭辐射，两个电子的质量转换为两个方向相反、能量各为 0.511MeV 的 γ 光子，这也是 PET 符合探测的基础。

第四节　核医学图像质量的评判

核医学图像质量的评判，首先要符合所用示踪剂的体内分布特点，其次是要有足够的总计数信息量。在此两项基础上，用质量四要素来评判图像。

1．图像对比度　相对越高越好。

2．图像信噪比　相对越高越好。

3．图像分辨率　相对越细越好。

4．伪影　相对越少越好，没有最佳。

第二章

核医学设备

第一节 活 度 计

【活度计组成与工作原理】

医用核素活度计由井型电离室和电子电路构成。井型电离室是一个工作在饱和区的气体电流电离室。电离室为密封的圆柱形，内部充入惰性气体，在圆柱的中央有开口，由此放置待测样品。电子电路包括电流测量电路、控制电路、探测器电源、显示和操作单元等。

医用核素活度计的特点是探测效率高，可测量多种核素产生的电离电流。对于常用放射性核素，利用其已知活度的标准源进行刻度，可获得不同放射性核素的刻度系数或能量响应曲线。使用时，只要选择对应待测核素的按钮或菜单选项，就能利用相应的刻度系数将电离电流转换成活度的读数。待测样品的射线能量在井型电离室中转换成电流，电流的强度与样品的活度成正比。各种核素的电流-活度比例系数已存入仪器中，当操作者选定待测核素的名称后，仪器用相应的比例系数将电流换算为活度显示出来。

【活度计性能】

活度计性能见表 2-1。

表 2-1　活度计的主要性能

性能	意义	典型值
能量范围	可测量的射线的能量范围	25keV ~ 3MeV
量程	可测量的活度范围	3.7×10^{4}Bq ~ 3.7×10^{11}Bq
重复性	多次测量结果的重复性	2%
线性	在量程内测量值与标准值的最大差值的绝对值与标准值之比	2%
响应时间	从放入样品到显示活度 90% 所需时间	2s

【活度计的质量控制】

活度计是核医学必备的仪器，是放射性核素诊疗中所有定量的基础。活度计的质量直接影响核素诊疗的质量。为保证活度计的质量，定期对上述性能指标进行测试，并与验收时测试结果进行比较，掌握活度计的工作状态。此外，本底、污染、屏蔽等因素也会影响测量结果，需进行下列常规测试。

活度计的质量控制包括强制检定和常规质控。

医用核素活度计属于强检的仪器，定期由资质单位对其进行检定，我国现行规定活度计的检定周期不得超过 2 年。强制检定由有资质的单位进行，内容包括重复性和基本误差等项。

常规质控内容有本底测量、精度测试、线性测试、稳定性测试等项。

第二节　放射防护仪器

核医学常用的放射防护用仪器有多种，可分为个人剂量仪、表面沾污检测仪、环境辐射监测仪三类。

【个人剂量仪】

个人剂量仪是用来测量个人接受外照射剂量的仪器，射线探测器部分体积较小，可佩戴在人体的适当部位。

笔式剂量仪：又称个人剂量笔，是一种专门用于监测个人接受剂量的袖珍剂量仪，其核心是电容电离室。笔式剂量仪有直读式和非直读式两种，主要特点是可及时读出所受照射的剂量，缺点是误差较大。

可读式个人剂量报警仪：由盖革 - 米勒计数器和电子线路构成，可以实时显示计数率、剂量率和累积剂量等，并可设置报警阈值。

热释光剂量仪：热释光剂量仪用热释光材料作为射线探测元件。热释光材料在射线作用下不是立即发光，而是把射线能量储存积累起来，在需要时通过加热使其发光，从而测量照射剂量。热释光剂量仪的优点是体积小、灵敏度高、测量精度高、重复性好、发光材料可重复使用。

个人剂量仪的佩戴要求如下：

1. 对于比较均匀的辐射场，当辐射主要来自前方时，剂量计应佩戴在人体躯干前方位置，一般在左胸前；当辐射主要来自人体背面时，剂量仪应佩戴在背部中间。

2. 对于工作中穿戴铅围裙的场合，通常应佩戴在围裙里面躯干上。当受照剂量相当大时，还需在围裙外面衣领上另外佩戴一个剂量仪，以估算人体未被屏蔽部分的剂量。

【表面沾污检测仪】

表面沾污检测仪是用于对体表、工作服、工作台面等受到的放射性污染进行监测的仪器，通常为手持式，探测器一般是盖革 - 米勒计数器，可完成对各种射线的计数率、照射量率、吸收剂量率的测量。有的仪器还配备各种可置换的探头。

【环境辐射监测仪】

环境辐射监测仪是测量工作场所的射线照射情况的仪器，通常是固定式，探测器为固体闪烁探测器或半导体探测器。常用多个监测仪集中管理、显示和报警的方式。

第三节　γ照相机与 SPECT

【γ照相机与 SPECT 结构】

γ照相机是较简单的一种核医学影像设备。SPECT 是核医学临床中使用最多、最普及的设备。

γ照相机由准直器、NaI（Tl）晶体、光导、光电倍增管矩阵、位置电路、能量电路、显示系统和成像装置等组成。准直器、晶体和光导、光电倍增管矩阵等构成可单独运动的部分，称为探头。

SPECT 以探头可围绕受检者旋转的 γ 照相机为基础，加上计算机构成。与常规 γ 照相机相比，某些方面有所改进。光电倍增管（PMT）的磁屏蔽必须增强，以克服探头旋转过程中地球磁场变化对光电倍增管性能的影响。系统的均匀性、线性、稳定性要求均高于常规 γ 照相机。还要装备旋转机架和低衰减的检查床，配备计算机和 SPECT 专用的软件，以实现对机架运动的控制和图像的重建等功能。这些改进不但使设备具有断层功能，也提高了平面显像性能。

【γ 照相机与 SPECT 原理概述】

1. **γ 照相机原理概述**　来自受检者体内的 γ 光子中一部分通过准直器，到达晶体，按一定规律将放射性核素的分布投射到晶体平面上。γ 光子在晶体中产生闪烁光，经过光导，被各个光电倍增管接收。对每一次闪烁，各个光电倍增管接收的闪烁光子的数目随其与闪烁中心的距离增加而减少，其输出的电脉冲幅度也因此而不同。位置电路根据各个光电倍增管的位置和输出脉冲幅度定出闪烁中心的位置并输出相应幅度的位置信号。能量电路累加各个光电倍增管的脉冲，累加脉冲的幅度与晶体接收的 γ 光子能量成正比，作为能量信号由脉冲幅度分析器处理，以选择显像 γ 光子的能量。如果 γ 光子的能量落在能量窗内，则脉冲幅度分析器输出一个脉冲，作为显示系统的启辉（即发光）信号。能量信号还对位置信号归一化，使位置信号的幅度，即图像的大小与 γ 光子的能量无关。γ 照相机用计算机作为图像处理和显示系统。对一个能量在预定范围内的γ光子，计算机以位置信号的数值为索引找到图像矩阵中对应的像素，将其中的计数增加 1。记录足够的γ光子时，图像矩阵中的计数分布就能代表受检者体内的放射性核素分布。通过色表，将计数分布变为亮度或颜色的分布显示在计算机屏幕上，形成图像。

2. SPECT 原理概述 在 SPECT 断层成像采集时，探头围绕受检者旋转。在旋转的过程中，探头表面总是与旋转轴平行，旋转轴与受检者检查床平行。根据需要，在预定时间内采集 360 度或 180 度范围内不同角度处的平面图像，任一角度处的平面图像称为投影图像。利用在不同角度处获得的多幅投影图像，通过数据处理、校正、图像重建获得三维断层图像，即 SPECT 断层图像。

【碲锌镉半导体探测器 - SPECT 原理概述】

目前医用单光子成像系统（SPECT）主要采用闪烁体探测器，如 NaI（Tl）探测器。以碲锌镉（CZT）为代表的半导体探测器是近年来发展的新型探测器，其具有探测效率高、空间分辨率高、能量分辨率高等特点。在临床中对核素心肌显像、全身骨显像、肺通气灌注显像、等单光子成像的效率和质量有明显提升。

半导体探测器在正常状态下，导电性能较弱；但当光子入射 CZT 半导体后发生电离反应，直接产生电子 - 空穴对。电子被外加电压吸收产生电脉冲信号，电脉冲信号的强度与入射光子的能量成正比，因此 CZT 探测器可直接将射线能量转化为电信号，并对特定能量的射线进行直接计数生成数字化图像。与传统闪烁体探测器相比，CZT

探测器减少信号的多次转换，提高光子探测效率和探测准确性。

CZT 单光子数字化成像与传统 NaI 闪烁晶体成像相比，具有以下创新优势：

1. **高能量分辨率**　半导体探测器与闪烁体探测器相比，具有原子序数高、射线阻截能力强、能量转化效率高等特点。以碲锌镉（CZT）探测器为例，其能量分辨率比 NaI 探测器提升 77%。准确分辨不同能量的入射光子，在临床中可减少散射光子及本底射线的影响，提高图像信噪比。利用 CZT 高能量分辨率的特点，可以区分来自不同放射性同位素的射线。在临床中可进行两种不同能量的核素同时显像，如 ^{99m}Tc/^{123}I 心脏交感神经显像等，提高临床检查效率及受检者流通量。

2. **高探测效率**　传统 NaI 闪烁晶体探测器需要将光子信号转换成荧光，将荧光放大后再转换成电信号。CZT 半导体材料直接将入射光子转换为电信号，减少信号转换的步骤，显著提高光子探测效率。与 NaI 探测器相比，在同等扫描时间内，CZT 探测器可获得更多有效计数。在临床核医学静态显像、动态显像和断层显像中可获得更佳的图像质量及更高的定量准确性。以心肌灌注检查为例，传统 NaI SPECT 需要约 20min 扫描时间，而 CZT SPECT 仅需约 5min。

3. **高空间分辨率**　CZT 探测器使用像素切割的方式，其横断面通常为平方毫米级别。与传统 NaI 晶体 40cm × 50cm 的尺寸相比，CZT 这种像素级切割使得 SPECT 系统固有分辨率比 NaI 闪烁晶体探测器提升至少 30%，改善临床图像质量。

第四节　CT

【基本结构】

目前 SPECT/CT、PET/CT 上使用的 CT 为多层螺旋 CT。

CT 主要由以下三部分组成：

1. **扫描部分**　由 X 射线管、探测器和扫描架组成，用于对检查部位进行扫描。

2. **计算机系统**　将扫描收集到的信息数据进行存储运算。

3. **图像显示和存储系统**　将计算机处理、重建的图像显示在显示器上，并用照相机将图像摄于照片上，数据也可存储于磁盘或光盘中。

【工作原理】

当 X 线束环绕人体作断面扫描时，部分光子被吸收，X 线强度衰减，未被吸收的光子穿透人体后，被探测器接收，形成信号。CT 成像的目标就是通过 X 线透射扫描，来获得断层面中各像素内的人体组织对射线的衰减系数。

在 SPECT 一节中已看到，只要测得了一个量在各个方向的投影，就可重建出其断层图像。

在 CT 扫描中，X 射线经过的直线上的衰减系数之和，也就是衰减系数的投影，与探测到的 X 射线强度有关。因此，可以用探测到的 X 射线信号求得投影，再用各个方向的投影重建断层图像。

CT 中的断层重建方法与 SPECT 一节中的断层重建

方法相同，如迭代法和滤波反投影法等。在 CT 中滤波反投影法也被称为卷积反投影法，两者本质相同。

第五节　PET、PET/CT

【基本结构】

PET 由扫描机架、主机柜、操作控制台和检查床等几部分构成。机架中包括探测器环和电子学线路等。

CT 的基本结构如前所述。

PET/CT 由 PET 和 CT 结合而成，其机架部分的结合方式有两种，一种是 PET 机架与 CT 机架是整体结构，两者不都相互分离；另一种是两种机架前后串联，可分别移动。不管是哪种机架，PET 和 CT 的轴心一致，共用一个扫描床。

【工作原理】

PET 的工作原理如下：

1. 符合探测与电子准直　PET 显像是通过符合探测和电子准直来实现的。正电子湮灭时，产生两个能量均为 511keV 的 γ 光子，它们沿直线向相反方向发射。若两个光子被两个相对放置的探测器同时探测到，就可以认为发生了一次湮灭，这种探测方式称为符合探测。还可以看出，这样探测到的湮灭事件一定出现在两个探测器之间的空间位置。在 PET 中，两个探测器之间的连线称为符合线（又称响应线），用两个探测器间的连线来确定湮灭方位的方法称为电子准直。

2．**飞行时间技术** 对基本的PET断层图像重建，确定湮灭事件的符合线就足够了。如能确定两个光子的飞行时间，则可把湮灭事件在符合线中的位置定出一个大致范围，有助于提高重建速度和图像质量。

3．**探测器模块** 在PET中，用锗酸铋晶体或其他晶体组成探测器模块，每个模块又由多个晶体单元组成，每个模块都配有多个光电倍增管。单个模块的工作原理与γ照相机类似，通过闪烁光确定射线入射的晶体单元。

4．**探测器环** 在PET中，将多个探测器模块排列成环，多个环可以堆叠，形成一个圆筒形探测器。其中，每个晶体单元都呈扇形与对面同一环及其他环上的多个晶体单元形成符合线，其扇形面为有效符合视野。

5．**2D和3D采集** 多环探测器的PET扫描仪，能够以2D或3D方式采集数据。2D采集时只允许同一环内或紧邻的两个环内的晶体单元形成符合线，通常用隔板阻止跨环符合线的形成。3D采集时，同环和跨环的晶体单元之间均可形成符合线，使探测空间扩大为整个轴向视野。

6．**断层重建** PET中的断层重建有三个基本步骤：第一步，把符合事件按不同的角度分组，得到核素分布在各个角度的投影。第二步，采用从投影获得断层的方法重建断层图像。第三步，性能提升和校正。

第一步，获取投影：在采集过程中，PET连续记录所有符合线上的符合事件；在采集过程中或采集结束后，将符合事件按角度重组，以获得正电子核素的分布在相应角度的投影。在计算机中，要有一个数字矩阵来存放投影数据，一个角度的投影对应矩阵中的一行数据，矩阵的行号对应符合线的角度，矩阵的列号对应符合线的径向距离。为了获得某一个角度的投影，要将该角度的符合线上的所有符合事件按径向距离累加到相应的矩阵单元。也就是说，同一条符合线上每探测到 1 次符合事件，相应矩阵单元中的数值就会加 1；同一条符合线上探测到多少次符合事件，相应矩阵单元中的数值就是多少。在 180 度内的各种角度重复上述过程，就完成了一个探测器环的投影重组，形成的投影数据（以及对应的数字矩阵）称为正弦图。简而言之，正弦图是以径向距离为横坐标、角度为纵坐标描绘的正电子核素分布的投影。依次处理各个探测环的符合事件，形成各环的正弦图，并依次排在上一探测环正弦图的后面，这样就构成了一幅总的正弦图。它包含了所有探测数据。

第二步，从投影重建断层：一旦形成了投影，就能获得断层。从投影获得断层的方法有多种，如在 SPECT 部分说明过的滤波反投影法和有序子集最大期望值法（OSEM）在 PET 重建中也有用。

第三步，性能提升和校正：PET 的重要优势是可以提供示踪剂的绝对浓度，从而进行定量分析。在实际的 PET 中，还采用多种方法提高性能，如多能量窗采集、高能梯度吸收过滤，延迟符合窗等；或对一些影响因素作必要的修正，如随机符合的校正，射线衰减校正，衰变校正等，以保证图像重建的质量和对图像进行定量分析的精确度。

CT 的工作原理如前所述。

第六节 PET/MR

【基本结构】

PET 的基本结构如前所述。MR 由主磁体、射频系统、梯度系统、计算机系统和其他辅助设备构成。PET/MR 设备有多种类型，最简单的是“串联式”，就是将两种检查设备在检查流程上串联在一起，一先一后进行扫描，分别获得图像，再融合图像。第二种是“插入式”，即将一个相对小的 PET 探测器放入 MR 扫描器中，实现在时间和空间上的同时采集，减少扫描时间。第三种是“整合式”，即 PET 探测器和 MR 扫描器进行整体设计，实现真正的一体化。“插入式”和“整合式”PET/MR 需解决 PET 系统对磁场的敏感性问题、满足 MR 系统对磁兼容性的要求，并克服 PET 和 MR 的互干扰问题。

【工作原理】

PET 的工作原理如前所述。

MR 简要的工作原理如下：

1．**净磁化** 主磁体生成稳定磁场，MRI 检查时受检者置于其中。人体中的氢质子是磁性原子核，当处在主磁场中时，大量氢质子一起产生了与主磁场方向一致的磁场，称为净磁化或纵向磁化。

2．**弛豫** 射频发射线圈产生射频磁场，其振荡频率与氢质子在主磁场中的进动频率相同。在射频磁场作用下，净磁化就会偏离主磁场方向一定角度，在与主磁场垂直的方向上形成一个横向磁场分量，即净磁化分解为纵向磁化和横向磁化，纵向磁化减小、横向磁化加大。射频磁场关闭后，纵向磁化逐渐恢复为净磁化的大小和方向，而横向磁化逐渐消失到0，这分别称为纵向弛豫和横向弛豫，其过程分别用纵向弛豫时间 T_1 和横向弛豫时间 T_2 测量。和质子密度一样，T_1 和 T_2 都是组织和病变的重要属性，可以用来检测和区分病变。弛豫过程中产生射频调制信号，其中包含了人体组织和病变的信息，被接收线圈接收，解调后得出有用部分。

3．k空间　梯度线圈产生能快速开关的梯度磁场。梯度线圈有三组，它们都产生与主磁场同向的磁场，但其场强分别沿三个相互垂直的方向发生线性变化。梯度磁场叠加在主磁场上，导致外磁场强度沿梯度磁场方向递增或递减。通过三组梯度磁场分别实现层面选择、相位编码和频率编码，使弛豫过程中产生的射频信号包含三维空间坐标的信息，其中的相位和频率信息分别与所选层面中的垂直和水平坐标位置相关。可见在频率域中描述MRI信号要方便一些。习惯上将MRI图像对应的频率域称为k空间。如前所述，如果已知k空间的图像，则通过傅里叶变换就可得到空间域的MRI图像。MRI正是先用带有频率和相位信息的信号逐步填充k空间，然后对k空间分布进行傅里叶变换，从而得到图像。而填充k空间的步骤，则是由扫描序列决定的。

4．扫描序列　MRI中，射频脉冲、梯度磁场和信号采集时刻等相关参数的设置及其在时序上的排列称为扫描序列。扫描序列决定MRI成像的内容和质量，如质子密度、T_1 和 T_2 和成像速度等。

PET/MR的射线衰减校正：PET/MR成像时，γ射线的衰减会影响PET/MR的图像质量，因此，衰减校正是PET/MR成像的一个必不可少的环节，其中最重要的是获取物体对511keV光子的线性衰减系数。但MRI反映的是氢质子密度和弛豫时间的分布，无法直接得到物体的衰减系数分布图像。PET/MR的衰减校正方法主要有分割法、地图集法和基于发射数据重建的方法。分割法对图像进行分割，将人体的不同组织区域提取出来，并赋以相应组织的衰减系数。地图集法利用预先准备的人体MRI-CT地图集，通过查地图集，将受检者的MRI转化为伪CT图像，用于衰减校正。基于发射数据重建的方法，以MRI数据作为约束条件，利用PET的发射数据直接重建衰减图。

第七节　甲状腺碘代谢功能测定仪

【基本结构】

甲状腺碘代谢功能测定仪由一个探头和主机构成。探头通常包括固体闪烁探测器和单孔准直器，在支架上可移动和旋转角度，以便对位。主机部分包括脉冲放大器、脉冲幅度分析器、计数单元和控制单元（单片机或个人电脑）。

【工作原理】

准直器的作用是形成一个包括甲状腺的探测区域，让该区域内发出的γ射线可以到达探测器。射线在探测器的闪烁体中损失能量，闪烁体吸收能量，其中的原子受激发，在退激的过程中发生荧光。荧光光子在光电倍增管的光阴极上打出光电子。光电子在光电倍增管的作用下数量成倍增加，最后到达光电倍增管的阳极，输出电脉冲信号，脉冲的幅度与射线在晶体中损失的能量成正比。脉冲经过线性放大后，由脉冲幅度分析器进行分析。如果脉冲幅度（即射线能量）落在预设的范围之内，则计数单元增加一个计数。一定时间内的计数率和总计数与甲状腺内的放射性活度成比例。相关的计数输入计算机，计算甲状腺吸碘率等指标。

第八节　肾　图　仪

【基本结构】

肾图仪由两个（肾脏）或三个（肾脏和膀胱）探头和主机构成。探头通常为固体闪烁探测器，和单孔准直器一起构成可移动的单元，以方便对位。主机部分包括脉冲放大器、脉冲幅度分析器、计数单元和控制单元（单片机或个人电脑）。

【工作原理】

准直器的作用是形成一个包括肾脏或膀胱的探测区域，让该区域内发出的γ射线可以到达探测器。射线在探测器的闪烁体中损失能量，闪烁体吸收能量，其中的原子受激发，在退激的过程中发生荧光。荧光光子在光电倍增管的光阴极上打出光电子。光电子在光电倍增管的作用下数量成倍增加，最后到达光电倍增管的阳极，输出电脉冲信号，脉冲的幅度与射线在晶体中损失的能量成正比。脉冲经过线性放大后，由脉冲幅度分析器进行分析。如果脉冲幅度（即射线能量）落在预设的范围之内，则计数单元增加一个计数。计算机记录并显示肾脏（和膀胱）的时间-活度曲线，计算肾指数、半排时间和峰时等指标。

第九节　回旋加速器

【基本结构及工作原理】

回旋加速器的基本构造及原理：回旋加速器的核心部件为D盒，在早期的设计中，它的形状犹如扁圆的金属盒沿直径剖开的两半，每半个都像字母“D”的形状，因而得名“D盒”。两个D盒之间留有窄缝，中心放置离子源提供被加速的带电粒子，目前最常用的为负氢离子（1个质子，2个电子）。两个D盒之间接上交流电源，在缝隙里形成一个交变电场。由于金属D盒的电屏蔽效应，每个D盒内的电场为零。D盒装在一个大真空容器里，并位于巨大的电磁铁两极之间的强大磁场中，磁场方向垂直于D盒表面。

目前使用的回旋加速器中，D盒不再是D形，收缩为扇形，但仍称为D盒，个数可以是2个、4个，加速的缝隙因而也有多个。由离子源发出的带电粒子在两个D盒缝隙中被电场加速引入D盒内，在洛伦兹力作用下做圆周运动。在D盒内完成半圆周运动后，再次来到D盒缝隙，调整交变电场的频率使其这时电场的方向正好使粒子再次加速，随后进入另一边的D盒内做圆周运动，随后再次转向来到D盒缝隙，再次加速。保证粒子每次通过

D 盒缝隙均被加速的条件是交变电场的频率 f_D 为带电粒子的回旋频率 f_C 的整倍数 h：$f_D = hf_C$，h 称为谐波数。被加速到一定能量的粒子被引到靶上，与靶物质发生核反应，产生需要的放射性核素。负氢离子回旋加速器引出时通过剥离膜，被剥去 2 个电子，转变为质子，在磁场中的运行轨道将向相反的方向偏转被引出。目前，临床最常用的正电子核素 ^{18}F，其靶物质为氧 -18- 水（^{18}O-H_2O），产生 ^{18}F 的核反应为 ^{18}O（p，n），获得 ^{18}F 同时还产生中子。

第十节　临床前核医学分子影像设备

【概述】

临床前核医学分子影像设备是专门为满足研究动物相关内容而诞生的一类核医学仪器设备，是一种先进的临床前分子影像设备，目前包括动物用 SPECT/PET/CT 三模机、动物用 PET/CT 以及动物用 PET/MR 等设备。

其设计理念与人体核医学设备类似，是将动物用 SPECT、PET、CT 或 MR 模块集成在同一机架，能够实现小动物的功能及结构成像。在动物用 PET 模块领域，目前大多厂家采用了 LSO 晶体阵列耦合位置灵敏 PMT 的探测器技术方案，能对小动物的生理过程进行活体、无创伤、高分辨的分子显像，满足临床前研究的多样性显像需求。对于动物用 CT 及 MR 部分模块的设计，同样进行个性化设计，以满足科研实验的各种需求。

临床前核医学分子影像设备主要应用于生命科学基础研究，包括肿瘤学、免疫学、内分泌学、神经与精神系统、药理学、药物疗效评估等领域。临床前核医学分子影像设备的应用可进行新药试剂的实验应用和新药物研发，了解实验动物体内药物供应过程和不同基因治疗效果，为新药进入临床试验阶段提供强有力的科学数据。

第三章
放射防护

第一节　电离辐射概念、剂量与单位

【电离辐射概念】

带电粒子（α 粒子、β 粒子、质子）、不带电粒子（中子）、γ 射线、X 射线等，它们和物质作用时把能量传递给物质，使得物质原子或分子中的电子成为自由态，从而使这些原子或分子发生电离现象的能量辐射。电离辐射是一切能引起物质电离的辐射的总称。

【电离辐射剂量与单位】

电离辐射剂量是以一定的方法和单位，从物理、生物、医学等角度对电离辐射的强度、效应、风险等进行量度的值，其量度方法和单位随着电离辐射应用范围的不断开拓而发展。

电离辐射常用的量度和单位有照射量（库仑每千克）、吸收剂量（焦耳每千克、戈瑞）、当量剂量（焦耳每千克、希沃特），有效剂量等。

【照射量】

照射量是表示射线空间分布的辐射剂量，即在离放射源一定距离的物质受照射线的多少，以X射线或γ射线在空气中全部停留下来所产生的电荷量来表示。照射量仅适用于能量在10keV～3MeV范围的X射线或γ射线，用于描述X射线或γ射线对空气电离能力。国际制单位是库仑每千克（C/kg）。传统单位是伦琴（R），现已废除。1伦琴表示X射线或γ射线在1kg的空气中全部能量被转换成电能所产生的电荷量为2.58×10^{-4}C。

单位时间内的照射量是照射量率，其单位是：库/（千克·秒）[C/（kg·s）]。

照射量率与放射性样品的活度的关系为：

$$P=K_rC/R^2 \qquad （公式3-1）$$

K_r是照射量率常数，或电离常数，表示距离1m Ci（1m Ci=37MBq，Ci现已废除）的点状放射源1cm处，1h内产生的照射量率，单位为$C\cdot m^2/(kg\cdot h\cdot Bq)$，不同核素的$K_r$可查有关手册获得。

C是点源的放射性活度，单位是贝可勒尔。

R是距点源的距离，单位是米。

若在所考虑时间内照射量率不变化，则照射量与放射性样品的活度的关系为：

$$X=PT=K_rCT/R^2 \qquad （公式3-2）$$

公式3-2揭示了外照射防护中的三个重要因素，即时间T、距离R和屏蔽（K_rC）。为了减少照射，应尽量缩短照射时间，增大与放射源的距离，并采用适当的屏蔽措施。

【吸收剂量】

吸收剂量是单位质量的受照物质吸收射线的平均能量，其国际制单位是戈瑞（Gy），1Gy 表示 1 千克受射线照射物质吸收射线能量为 1 焦耳，简写为焦 / 千克（J/kg）。传统单位为拉德（rad），现已废除，rad 与 Gy 的关系为 1Gy = 100rad。

照射量与吸收剂量在一定条件下可以相互换算。对于同种类、同能量的射线和同一种被照物质来说，吸收剂量是与照射量成正比的。

【当量剂量】

放射防护中，由于辐射类型和照射条件的不同，即使吸收剂量相同，生物效应可能大不相同。为此引进表达电离辐射生物学效应的当量剂量。当量剂量的定义是：比较辐射类型和照射条件对机体的危害程度，将吸收剂量根据机体组织的生物效应加权修正，所得到的剂量值称为当量剂量，用 H 表示。当量剂量的表达式为：

$$H = W_R D \qquad \text{（公式 3-3）}$$

公式 3-3 中：D 为吸收剂量；W_R 为辐射权重因子，光子的辐射权重因子为 1，电子的辐射权重因子为 5。国际制单位是希沃特（Sv），传统单位是雷姆（rem），现已废除，1Sv = 100rem。

当 W_R 由不同辐射类型和照射条件构成时，总当量剂量为各辐射当量剂量的线性叠加。

$$H_T = \sum_R W_R D_{T,R} \qquad \text{（公式 3-4）}$$

公式 3-4 中：H_T 为组织或器官 T 所受照射的当量剂量；$D_{T,R}$ 为辐射 R 在组织或器官 T 内产生的吸收剂量；W_R 为辐射 R 的辐射权重因子。

γ 射线、X 射线、β 射线，正电子的 $W_R = 1$，即 1Sv=1Gy。α 射线的 $W_R = 20$。

【有效剂量】

当人体受到电离辐射照射时，同一个当量剂量对不同器官或组织有不同的效应。有效剂量是表示在多个器官或组织同时受照时，辐射对人体的总危害。它是体内所有组织与器官经加权后的当量剂量之和。有效剂量的表达式为：

$$E = \sum_T W_T H_T \qquad \text{（公式 3-5）}$$

公式 3-5 中：E 为有效剂量；H_T 为当量剂量各受照射组织和器官的当量剂量；W_T 为体内各受照射组织和器官的组织权重因子，其总和等于 1。国际制单位是：希沃特（Sv）。

第二节　电离辐射的生物效应与照射种类

【辐射损伤发生机理】

电离辐射引起损伤最根本的原因是足够的能量引起生物系统中分子或原子的激发和电离，造成生物大分子结构及功能的变化，由此造成细胞的代谢改变、功能障碍，最后导致组织和器官的一系列病理改变。电离辐射引起的生物效应是一个复杂的过程，在初始阶段包括直接作用和间接作用。

直接作用是指射线直接作用于细胞的关键靶，使之电离、激发，或使其化学键断裂，造成分子结构、性质的改变，使功能破坏，造成代谢障碍。

间接作用是指射线作用于细胞内的一个水分子上，使其电离、激发，先后形成一些性质活泼的产物，如氢氧自由基，它具有极强的氧化能力，几乎能使所有的有机化合物氧化。它可以扩散一定的距离达到细胞的一个关键靶，作用于生物大分子脱氧核糖核酸（deoxyribonucleic acid，DNA）、核糖核酸（ribonucleic acid，RNA）、蛋白质及各种酶类，导致其结构和功能的变化，造成功能障碍和损伤。

对于电离辐射造成的损伤，生物系统有一定的修复、再生的能力。但损伤超过一定的限度，生物系统就不能修复和再生，有些虽然可以修复，但可能在 DNA 中留下潜在的变异基因。

【确定性效应与随机性效应】

电离辐射在人体组织内释放能量，产生生物效应。生物效应可按效应产生的时间、部位及机制等分类，按效应产生的机制来分，电离辐射可导致两种效应：确定性效应和随机性效应。

确定性效应：也称有害组织反应。辐射诱发的确定性效应只有剂量达到某一个阈值时才能发生，超过阈值后，该效应严重程度随剂量的增加而增大。

不同组织器官、不同的照射方式的确定性效应的剂量阈值不同。通常当人体组织器官受到的γ射线的照射小于0.1Gy时，人体不会出现明显的效应。

随机性效应：辐射诱发的随机性效应的发生概率与辐射剂量存在着线性、无阈的关系，而效应的严重程度与剂量大小无关。其中，“线性”是指随机性效应的发生概率与所受照射的剂量之间呈线性关系，剂量越大发生随机性效应的可能性越大；“无阈”是指任何微小的剂量都可能诱发随机性效应。

随机性效应主要包括辐射诱发癌症和各种严重的遗传疾患。辐射剂量越大，发生概率越高。一旦诱发癌变，其严重程度（恶性）都是一样的，与诱发剂量无关。

放射防护的目的就是防止确定性效应的发生，限制随机性效应的发生概率。

【照射的种类】

在放射防护中，照射指受电离辐射照射的行为或状态。按照照射的途径可分为外照射和内照射；按照照射对象可分为职业照射、公众照射及医疗照射。

职业照射：指从事放射性工作的人员在其工作过程中所受的所有照射。例如，核医学工作者在放射性药物操作、显像及与受检者接触等过程中所受的照射。为了放射工作人员的健康保证，职业照射有剂量限值。

公众照射：指公众成员所受的辐射源的照射，不包括职业照射、医疗照射和当地正常天然本底辐射的照射，例如，核医学科受检者离开核医学科后对周围人的照射。对公众照射，也有剂量限值。

医疗照射：指受检者因自身需求，进行医学诊断或治疗所受的照射，知情但自愿帮助和安慰受检者的人员所受的照射，以及生物医学研究计划中的志愿者所受的照射。例如，核医学科显像及放射性核素治疗的受检者所受到的照射。医疗照射没有剂量限值，但对于各种医疗照射项目，有剂量指导水平或剂量约束。

第三节　放射防护的标准与原则

【放射防护的法规标准】

放射防护应按照我国现行的放射防护法规标准进行。我国现行的放射防护基本标准为《电离辐射防护与辐射源安全基本标准》（GB 18871—2002）。表 3-1 中所示为我国现行的部分核医学相关的放射防护法规、标准。

表 3-1　我国现行的部分核医学相关的放射防护法规、标准

法规、标准名称	代号	发布部门	实施 / 修订日期
《电离辐射防护与辐射源安全基本标准》	GB 18871—2002	国家质量监督检验检疫总局	2003-04-01
《放射工作人员职业健康管理办法》	卫生部令第 55 号	卫生部	2007-11-01
《放射性同位素与射线装置安全许可管理办法》	环境保护总局令第 31 号	生态环境部	2021-01-04
《放射性物品运输安全管理条例》	国务院令第 562 号	国务院	2010-01-01

续表

法规、标准名称	代号	发布部门	实施 / 修订日期
《放射性同位素与射线装置安全和防护管理办法》	环境保护部令第 18 号	环境保护部	2011-05-01
《放射性废物安全管理条例》	国务院令第 612 号	国务院	2012-03-01
《临床核医学的患者防护与质量控制规范》	GB 16361—2012	卫生部	2012-10-01
《放射诊疗管理规定名称》	卫生部令第 46 号	国家卫生健康委员会	2016-01-19
《放射性同位素与射线装置安全和防护条例》	国务院令第 449 号	国务院	2019-03-02
《放射工作人员健康要求及监护规范》	GBZ 98—2020	国家卫生健康委员会	2021-05-01
《核医学放射防护要求》	GBZ 120—2020	国家卫生健康委员会	2021-05-01
《核医学辐射防护与安全要求》	HJ 1188—2021	生态环境部	2021-11-01
《放射性药品管理方法》	国务院令第 25 号	国务院	2022-03-29

放射防护法规标准有两个特点：时间性和地域性。时间性指放射防护标准随时间的推移不断更新；地域性指不同国家或地区的放射防护标准会有些不同。工作中应该遵从本国本地现行的法规标准。

【放射防护的基本原则】

1．放射实践的正当性　在进行任何放射实践之前，须判断其对社会和个人所致的辐射危害及社会和个人从中所获得的利益，若危害和利益相比是很小的，就是正当性的实践，否则不应该采取这种实践。

2．**放射防护最优化**　一方面应当避免一切不必要的照射，使一切必要的照射保持在可以合理达到的最低水平，从而用最小的代价获得最大的利益；另一方面不应盲目追求无限地降低照射剂量，否则所增加的防护代价是得不偿失的，应当谋求防护的最优化。

3．**个人剂量限值**　个人剂量限值是个人所受照射的剂量不应超过标准规定的限值。

【个人剂量限值】

在我国现行的基本标准（GB 18871—2002）中，规定了职业照射和公众照射的个人剂量限值，所规定的限值不包括天然本底照射和医疗照射。

1．**职业照射个人剂量限值**　放射性工作人员的年剂量是指一年工作期间所受外照射的剂量与摄入的放射性核素在一年内所产生的累积剂量两者的总和。放射性工作人员的剂量限值要同时满足确定性效应和随机性效应两种限值：

（1）连续 5 年的年平均有效剂量不应超过 20mSv；

（2）任意一年内的有效剂量不应超过 50mSv；

（3）眼晶体所受的年当量剂量不得超过 150mSv；

（4）其他单个器官或组织所受的年当量剂量不得超过 500mSv；

（5）在一般情况下，连续 3 个月内，一次或多次接受的总当量剂量不要超过年剂量限值的一半。

在特殊情况下，依照审管部门的规定，剂量平均期可由5年延长到10个连续年。并且，在此期间内，任何放射工作人员所接受的年平均有效剂量不得超过20mSv，任何单一年份不应超过50mSv。此外，当任何一名工作人员自此延长平均期开始以来，所接受的剂量累计达到100mSv时，应进行审查。

本限值只适用于年满18岁的放射性工作人员，对年龄不满18岁的工作人员见下面“对特殊人员的规定”。

2．对特殊工作人员的规定 《电离辐射防护与辐射源安全基本标准》中对一些从事放射性工作的特殊人员（如孕妇、哺乳期妇女及不满18岁人员）的个人剂量限值也作了规定：

（1）用人单位有责任改善怀孕女性工作条件，以保证为胚胎和胎儿提供与公众相同的防护水平。

（2）孕妇和哺乳期妇女应避免受到内照射。

（3）年龄16～18岁的从业人员，除非为了进行培训并受到监督，否则不得在控制区工作。他们所受到的照射应不超过下述限值：①年有效剂量6mSv；②眼晶体的年当量剂量50mSv；③四肢（手和足）或皮肤的年当量剂量150mSv。

（4）年龄低于16岁的人员，不得接受职业照射。

（5）孕妇、年龄低于18岁的人员，不得接受应急照射。

3．公众个人的剂量限值 公众个人的剂量限值是指任何一年内所受外照射的当量剂量与这一年内摄入放射性核素所产生的待积当量剂量二者的总和，但不包括天然本底照射和医疗照射。公众个人的剂量限值如下：

（1）年有效剂量不应超过 1mSv。特殊情况下，如果 5 个连续年的年平均有效剂量不超过 1mSv，则某一单一年份的有效剂量可提高到 5mSv。

（2）眼晶体的年当量剂量不超过 15mSv

（3）皮肤的年当量剂量不得超过 50mSv。

公众照射个人剂量限制除以上规定外，对接受放射性照射受检者的慰问者及探视人员也有剂量限制。对于受检者的探视者所受到的照射要加以约束，使他们在受检者诊断或治疗期间所受到的剂量不得超过 5mSv。探视摄入放射性物质的受检者的儿童所受的剂量限制在 1mSv 以下。

第四节　核医学工作场所的放射防护管理

【选址】

核医学工作场所宜建在医疗机构内单独的建筑物内，或集中于无人长期居留的建筑物的一端或一层，设置相应的物理隔离和单独的人员、物流通道。不宜毗邻产科、儿科、食堂等部门及人员密集区，并应与非放射性工作场所有明确的分界隔离。核医学工作场所排风口的位置尽可能远离周边高层建筑。

【功能分区】

核医学科工作场所根据管理分为控制区和监督区。

控制区：要求或可能要求采取专门的防护手段和安全措施，以便在正常工作条件下控制正常照射或防止污染扩散，以及防止潜在照射或限制其程度。一般包括使用非密封源核素的房间（放射性药物贮存室、分装和/或药物准备室、给药室等）、扫描室、给药后候诊室、样品测量室、放射性废物储藏室、病房（使用非密封源治疗受检者）、卫生通过间、保洁用品储存场所等区域。

监督区：在辐射工作场所中未指定作为控制区的一个规定区域，但就该区域而言，即使通常不需要采取非专门防护措施或安全手段，也要对职业照射情况不断进行审查。一般包括控制室、员工休息室、更衣室、医务人员卫生间等。

【工作场所的分级】

核医学使用的放射性药物属于非密封源，按照我国现行的基本标准（GB 18871—2002），非密封源工作场所按放射性核素日等效最大操作量的大小来分级。日等效操作量等于放射性核素的实际日操作量（Bq）与该核素毒性组别修正因子的乘积除以与操作方式有关的修正因子所得的商。

核医学常用放射性核素毒性组别修正因子见表3-2。

表3-2 核医学常用放射性核素毒性组别修正因子

毒性组别	常用核素名称	毒性组别修正因子
高毒	^{90}Sr	1
中毒	^{22}Na、^{32}P、^{63}Ni、^{67}Ga、^{89}Sr、^{90}Y、^{99}Mo、^{111}In、^{125}I、^{131}I、^{153}Sm	0.1
低毒	^{3}H、^{11}C、^{11}CO、$^{11}CO_2$、^{14}CO、$^{14}CO_2$、^{18}F、^{51}Cr、^{99m}Tc、^{111m}In、^{123}I、^{127}Xe、^{133}Xe、^{201}Tl	0.01

核医学常见放射性核素状态与操作方式修正因子见表 3-3。

表 3-3　核医学常见放射性核素状态与操作方式修正因子

活动类型	核素及状态	操作方式界定	操作方式修正因子
发生器淋洗	母体（液态）	贮存	100
	子体（液态）	简单操作	1
医疗机构使用	^{18}F、^{99m}Tc（液态）	很简单操作	10
	^{125}I 籽源（固态）	很简单操作	100
放射性药品生产	分装、标记（液体）	简单操作	1
	分装、标记（固体）	简单操作	10
核素治疗	^{131}I（液态）	简单操作	1

按照放射性核素日等效最大操作量将非密封源工作场所分成 3 个级别，见表 3-4，大多数核医学科属于乙级。

表 3-4　非密封源工作场所的分级

级别	日等效最大操作量 /Bq
甲	$\geqslant 4\times10^9$
乙	$2\times10^7 \sim < 4\times10^9$
丙	豁免活度值以上 $\sim < 2\times10^7$

第五节 核医学工作人员的放射防护

【核医学工作中电离辐射的来源】

在核医学工作中，电离辐射的主要来源有开放型放射性核素、封闭型放射性核素、PET/CT 和 SPECT/CT 的 X 线射线装置、生产放射性核素的回旋加速器等。

放射性药物：核医学工作中均使用放射性核素（^{99m}Tc、^{18}F、^{131}I 等），用这些放射性核素标记的放射性药物就是一个放射源，在源周围形成一个辐射场。在放射性药物制备、分装、注射等操作中，工作人员就处在该辐射场中，会受到来自放射性药物的外照射。这种外照射剂量的大小与放射性药物的活度、辐射源距离、停留时间及屏蔽程度有关。

受检者：注入了放射性药物的受检者，其身体就形成了辐射源。此外，受检者的分泌物、排泄物及呕吐物均具有放射性，会使环境出现放射性污染。因此核医学的受检者应与公共区域隔离，应配有受检者专用的候诊室、洗手间、厕所等场所。

空气污染：在放射性药物制备、使用过程中，有些操作可造成空气污染。工作人员吸入体内造成内照射。可造成空气污染的放射性核素主要有：气态的 $^{133}Xe_2$、$^{15}O_2$、$^{13}N_2$、$^{18}F_2$；易升华挥发的 ^{131}I、^{125}I；此外 ^{67}Ga、^{201}Tl、^{99m}Tc、^{18}F 等本身虽不挥发扩散，但在标记合成过程中会随其他化合物（如盐酸）扩散到空气中。

表面污染：在放射性药物的生产、分装、注射等过程中，操作不当造成外洒、外溢从而使工作人员的手、工作服、工作台面等被污染。污染的表面一方面成为外照射的辐射源，一方面通过皮肤渗透和使用污染的手进食使放射性物质进入体内形成内照射。

外环境的污染：操作和使用开放型辐射源，总会有一些放射性物质随废水或废气排入外环境，形成周围环境的局部污染，影响附近公众的健康。

X射线：有些核医学科配置SPECT/CT、PET/CT，进行CT扫描时，X线装置成为辐射源。

放射性药物制备装置：包括核素发生器、回旋加速器、正电子药物合成器等。

【内照射和外照射的防护原则及措施】

内照射防护：内照射防护的基本原则是切断放射性物质进入体内的各种途径，尽可能减少放射性物质进入人体的一切机会。

外照射防护：γ射线的穿透力很强，远大于α和β射线，因此外照射的防护重点是γ射线。外照射防护的基本原则有三点：减少时间、增大距离、设置屏蔽。

【各种射线的防护方法】

放射性核素放出的射线都可以引起物质的电离，但不同种类的射线引起的电离密度不同，对人体的危害程度也就不一样。同一种类的射线，不同的照射方式（外照射和内照射）对人体的危害程度也不一样。

对α射线的防护：α粒子电离密度大，射程短。α粒子在液体或固体中的射程非常短，在外照射的情况下，α粒子不足以穿透人体的皮肤，防护一般不需特殊屏蔽材料，衣服和手套就足够防护它的外照射。但α粒子源若进入体内，它的能量将全部沉积在很小的局部组织中，从而会造成局部组织的明显损伤，应特别注意。

对β射线的屏蔽防护：β射线在不同吸收物质中的最大射程有很大的差异。当β粒子的能量较低时，其能量损失主要由电离和激发所引起；当β粒子能量较高并通过原子序数较大的物质时，韧致辐射所引起能量损失增大。电离引起的能量损失与物质的原子序数成正比；韧致辐射引起的能量损失与物质的原子序数平方成正比。因此屏蔽β射线时，最好的措施是采用双层屏蔽，内层用原子序数较低的材料，如塑料、有机玻璃等屏蔽β射线，外层用原子序数较高的材料，屏蔽穿过内层后能量降低的β粒子及内层产生的韧致辐射。

对γ射线的防护：γ射线的穿透力很强，对它的防护要求只能是将其剂量降低到允许剂量范围内。防护的措施主要有：①增加距离进行防护；②缩短时间进行防护；③用屏蔽进行防护。在实际工作中，有时靠减少操作时间和增加操作距离不能达到防护的要求，这时需增加防护屏蔽措施。防护γ射线的材料都是密度大的物质，如铅、铁、混凝土等。

【个人防护用品、辅助用品及去污用品配备】

开展核医学工作的医疗机构应根据工作内容，为工作人员配备合适的防护用品和去污用品，其数量应满足开展工作需要。核医学工作中使用的个人防护用品包括铅橡胶衣、铅橡胶围裙、铅橡胶围脖、铅橡胶帽、铅玻璃眼镜等。对操作 ^{68}Ga、^{18}F 等正电子放射性药物和 ^{131}I 的场所，此时应考虑其他的防护措施，如：穿戴放射性污染防护服、熟练操作技能、缩短工作时间、使用注射器防护套和先留置注射器留置针等措施

按照我国相关的现行标准《放射诊断放射防护要求》（GBZ 130—2020）规定：使用中的个人防护材料及用品每年应至少自行检查 1 次，防止因老化、断裂或损伤而降低防护质量，若发现老化、断裂或损伤应自行及时更换。

根据工作内容及实际需要，合理选择使用移动铅屏风、注射器屏蔽套、带有屏蔽的容器、托盘、长柄镊子、分装柜或生物安全柜、屏蔽运输容器 / 放射性废物桶等辅助用品。

【工作场地的剂量监测】

应根据使用核素的特点、操作方式以及潜在照射的可能性和严重程度，做好工作场所监测，包括场所周围剂量当量率水平、表面污染水平或空气中放射性核素浓度等内容。开展核医学工作的医疗机构应定期对放射性药物操作后剂量率水平和表面污染水平进行自主监测，每年应委托有相应资质的技术服务机构进行检测。

【工作人员个人剂量监测】

外照射个人监测：可分为常规监测、任务相关监测和特殊监测。对个人外照射监测记录数据，存放于个人档案中，终生保存，允许放射工作人员查阅、复印本人的个人剂量监测档案。核医学外照射监测时宜使用常规光子个人剂量计。从事可能引起非均匀照射的操作时，在工作人员身体可能受到较大照射的部位宜佩戴局部剂量计（如头箍

剂量计、腕部剂量计、指环剂量计等）。

常规监测的周期应综合考虑放射工作人员的工作性质、所受剂量的大小、剂量变化程度及剂量计的性能等诸多因素。常规监测周期一般为 1 个月，最长不应超过 3 个月。任务相关监测和特殊监测应根据辐射监测实践的需要进行。

内照射个人监测：根据监测目的，可分为常规监测、特殊监测和任务相关监测。伤口监测和医学应急监测均属特殊监测。在放射性同位素生产和集中分装、使用 ^{131}I 进行甲状腺肿瘤治疗等过程中进行常规内照射个人监测。个人监测方法有三种：①体外直接测量，即全身或器官中放射性核素的体外直接测量；②排泄物分析，即排泄物或其他生物样品中放射性核素的分析；③空气采样分析，即空气样品中放射性核素的分析。对接受内照射个人监测的人员，应根据具体情况确定常规监测的周期。空气中存在 ^{131}I 的工作场所，至少每个月用体外测量方法监测甲状腺一次，其他有职业内照射的情况可 3～6 个月监测一次。

第六节　核医学诊疗受检者的放射防护

【核医学诊疗受检者的防护原则】

对受检者进行核医学诊疗的原则包括正当性、防护最优化及医疗照射指导水平和剂量约束。

【核医学诊断的正当性判断】

正当性是指在决定为受检者实施核医学诊疗前，应首先作出正当性判断，以确保根据临床需要得到的诊疗预期利益将超过该医疗照射可能带来的潜在危险。

正当性判断应从诊断技术方法的正当性、适应证、必要性和对特殊受检者的关注这几个方面进行。若有同等功能的非放射诊断技术方法，应首选非放射的技术方法。严格控制适应证范围，避免不必要的重复检查。对特殊受检者（哺乳期妇女、孕妇和儿童），除有临床指征并必须使用放射性药物诊断技术外，宜尽量避免对孕妇或儿童实施放射性核素显像，应尽量避免对哺乳期妇女使用放射性药物。哺乳期妇女若接受核医学检查，应建议其适当停止哺乳。对儿童施行核医学检查要根据临床实际需要和患儿的体重、身体表面积或其他适用的准则尽可能减少放射性药物服用量，而且宜选择短半衰期的放射性核素。对孕妇使用诊断性放射性药物，应告知其胎儿可能存在潜在风险。除非是挽救生命的情况，对怀孕的妇女不应实施放射性药物的治疗，特别是含 ^{131}I 和 ^{32}P 的放射性药物。

【防护最优化】

防护最优化是指对有正当理由施与临床核医学诊疗的受检者，也应当避免一切不必要的辐射照射。在达到提供必要的诊断信息或治疗目的前提下，尽量降低所产生的照射危害。加强临床核医学的质量保证，从仪器设备、设施、放射性药物、诊治技术、操作和管理等各环节确保获取最佳诊治效果，避免失误和重复性检查。

施用放射性药物前，要严格查对受检者及放射性药物是否与处方相符，并且要详细记录放射性药物的施用信息，包括受检者信息、药物名称、活度、施用时间、施用方式等。

对女性受检者，确认其是否怀孕及哺乳。对妊娠期或哺乳期的受检者，告知注意事项。

用放射性药物诊断时，应采用能达到预期诊断目的所需要的最低放射性核素施用量，并降低非靶器官的照射。大多数放射性药物通过泌尿系统排泄，为加快肾脏排出放射性药物，鼓励实施核医学诊断检查的受检者多饮水多排泄，特别是儿童。

对接受了治疗性放射性药物并符合出院标准的受检者应提供书面和口头的指导，以便他们在出院后能有效地减少对家庭成员、护理人员和公众所造成的照射，特别是未成年人和孕妇。例如，在一定时间内，减少与家庭成员的接触，特别是与未成年人和孕妇的接触，避免在人员密集的场所停留。

应选择适当的数据采集条件，以便能在达到必要的诊断预期目标下，受检者接受的剂量最低。

【剂量约束】

对核医学诊疗受检者进行陪护和探视者及受检者的家庭成员受到的来自受检者的照射不适用于公众的剂量限值，可进行剂量约束。

对成年陪护、探视者及家庭成员，使其在受检者的诊疗期间所受的剂量不超过 5mSv；对儿童陪护、探视者及家庭成员，使其在受检者的诊疗期间所受的剂量不超过 1mSv。

对接受放射性药物治疗的受检者，只有在对成人家庭成员的剂量不可能超过 5mSv，对家庭成员中的婴儿和儿童及公众的剂量不可能超过 1mSv 时才能出院。

对接受了 ^{131}I 治疗的受检者，其体内放射性活度降至低于 400MBq 之前不得出院。

第七节　放射性废物处理

【放射性“三废”】

在核医学工作中，放射性废物主要是固体废物、液体废物和气态废物，简称为放射性“三废”。放射性废弃物不能以普通废弃物的方法进行处理，而要根据产生废物的形态及其中的放射性核素的种类、半衰期、活度水平和理化性质等进行分类收集和分别处理。应按照废物最小化的原则区分放射性废物与解控废物，不能混同处理，应尽量控制和减少放射性废物产生量。建立放射性废物收集、贮存、排放管理台账，做好记录并存档备案。

【固体废物的处理】

最简易的处理方法是放置法。放射性污染的固体物质如安瓿、青霉素瓶、pH 试纸、棉签、纱布及实验动物的排泄物等，均不可随意乱丢，也不可与非放射性废物混在一起。应放在固定的有电离辐射标记的污物桶内，供收集废物的污物桶应具有外防护层和电离辐射警示标志。在注射室、注射后受检者候诊室、给药室等位置放置污物桶。对注射器和碎玻璃器皿等含尖刺及棱角的放射性废物，应先装入利器盒中，然后再装入专用塑料袋内。污物桶内应放置专用塑料袋直接收纳废物，放射性废物每袋重量不超过 20kg，装满废物的塑料袋应密封后及时转送至放射性废物暂存间。废物袋、废物桶及其他存放废物的容器应安全可靠，并在显著位置标有废物类型、核素种类、存放日期等说明。储存场所应具有通风设施，出入处设电离辐射警告标志，不得存放易燃、易爆、腐蚀性物品。固体放射性废物活度浓度满足解控水平后，实施解控，可作为非放射性医疗废物处理。不能解控的放射性废物，应送交有资质的放射性废物收贮或处置机构进行处理。

【液体废物的处理】

核医学工作场所应设置有槽式或推流式放射性废液衰变池或专用容器，收集放射性药物操作间、核素治疗病房、给药后受检者卫生间、卫生通过间等场所产生的放射性废液和事故应急时清洗产生的放射性废液。含有长半衰期核素的放射性废液应单独收集存放。废水处理方法主要有稀释法、放置法及浓集法。短半衰期核素以放置法为主。含 ^{131}I 治疗病房的核医学工作场所应设置槽式废液衰变池。核医学诊断和门诊 ^{131}I 治疗场所，可设置推流式放射性废液衰变池。放射性废液活度浓度满足解控水平后，实施解控，可按照 GB 18871—2002 中规定方式进行排放。

【气态废物的处理】

产生气态放射性废物的核医学场所应设置独立的通风系统，合理规划工作场所的气流走向，对排出工作场所的气体进行过滤净化，避免污染工作场所和环境。应定期检查通风系统过滤净化器的有效性，及时更换失效的过滤器，更换周期不能超过厂家推荐的使用时间。更换下来的过滤器按放射性固体废物进行收集、处理。

第四章
核医学设备常规性及预防性质量控制

质量保证的概念是：为确保某个项目的准确无误，所采取的一系列措施手段。质量控制的概念是：针对某一个具体事件或环节，为使其处于最佳运行状态，所采用的具体方法。质量保证是宏观的、战略水平的，质量控制是具体的、战术性的。

核医学设备与成像的质量控制，大致可以划分为两个部分。其一，性能指标测试，目的是确认测定指标是否符合出厂指标，以及仪器的工作状态；其二，常规维护与预防维护，目的是保证仪器在良好的状态下运行，以及避免可能会出现的问题。

目前，对于核医学成像设备γ照相机及 SPECT 设备的质量控制，由国家卫生健康委员会发布的卫生行业标准文件 WS 523—2019 提供明确指导，暨《伽玛照相机、单光子发射断层成像设备（SPECT）质量控制检测规范》。核医学显像设备 PET 设备的质量控制，由国家卫生健康委员会发布的卫生行业标准文件 WS 817—2023 提供明确指导，暨《正电子发射断层成像（PET）设备质量控制检测标准》。以上颁布的行业标准对于核医学成像设备的质量控制的检测范围、性能指标及检测方法有明确且详细的说明。

就核医学技师而言，常规维护与预防维护更为重要，因此本章仅对常规维护和预防维护给予详细介绍。

第一节　SPECT 部分

【能峰设定】

能峰设定不准确会导致整个系统的性能变差。导致能峰漂移的原因很多，也很复杂，较多可能是线路老化、光电倍增管高压漂移、环境温度变化等。

一种核素的能峰设定准确，并不代表所有核素的能峰设定准确，所以受检者检查前一定要对所用核素做能峰设定校正。

能峰设定的方法很简单，使用放射性点源或泛源均可，探头加准直器或不加准直器都行。以 ^{99m}Tc 为例，20% 窗宽，以光电峰 140keV 为中心，上下各 10% 即可。

【每日均匀性测试与校正】

每日均匀性测定的目的是了解每日受检者检查前仪器的均匀性状况，并把每日均匀性的测定数据用于仪器的均匀性校正。若均匀性变化大于参考值的 10%，应寻找原因，及时维护。

影响均匀性的主要因素有：能峰设置不正确、温度变化（每小时温差超过 3℃即可导致均匀性变化）、光电倍增管高压漂移、准直器损坏或污染、旋转中心漂移、探头轴向倾斜等。

对于每日均匀性测定方法，各厂家都有自己的专门程序，按其要求执行即可。该测定方法的基本操作要求是探头去准直器，并加盖有机玻璃保护罩（非常重要），按规定距离置放点源，矩阵 256×256，总计数为（1～5）$\times 10^6$ 即可。

【旋转中心校正】

旋转中心是指探头的机械旋转中心，它应该与图像重建矩阵中心相一致。如果两个中心不重合，称为旋转中心漂移。具体表现为点源图像变得模糊放大，或发散成环状伪影。许多因素，诸如不同类型的准直器、旋转方式、旋转半径、机械磨损和电子线路等都可能导致旋转中心漂移。日常工作中要密切观察重建图像以及可能导致旋转中心漂移的原因，一旦异常要立即采取校正措施。

检测步骤如下：

1. 准备 ^{99m}Tc 点源。
2. 使用水准仪，将探头调至水平时，与旋转轴平行。
3. 采集参数如下：仪器最大矩阵，通常为 512×512，每帧计数 10^5 以上。
4. 点源摆放位置为：① X 方向距中心 5cm，并略偏离 Z 轴中心；② Y 方向距中心 5cm，并略偏离 Z 轴中心。
5. 对以上两个位置分别采集，并重建图像。
6. 求出点源图像的 X_0, X_{180} 和 Y_{90}, Y_{270} 方向的像素值。

旋转中心漂移公式：

$$R_0 = (n + 1 - x_0 - x_{180})/2 \quad （公式 4-1）$$

这里 n 是具体矩阵数值 512；有的仪器系统，矩阵像素从 0 算起，公式里就需要加 1，有些从 1 算起，就不需要加 1。x_0 与 x_{180} 是两个不同方向的像素数值。把以上数据代入公式即可求出旋转中心的漂移值，旋转中心漂移值应≤ 1mm。

【数据库管理】

数据库管理分为两个部分，即受检者数据清理与数据库重设。硬盘空间被数据占据量过大时（超过硬盘总存储空间的 85%），会导致系统的存取速度下降，进而可能会引发错误，所以要定期清理。数据库是整个系统的指挥中枢，涵盖系统的所有功能，诸如图像采集、图像重建、图像打印、图像分析、数据传输等。长期运行后会产生碎片等垃圾，久之会影响到诸功能的正常运行，普通的清理垃圾与碎片整理不解决问题，最行之有效的办法是数据库重设。

受检者数据清理比较简单，只是要时刻注意观察定期执行即可。数据库重设则需要专业工程师完成。切记，重设前一定要完整备份数据。建议每年进行一到两次的数据库重建，可以避免部分严重的运行故障。

【环境控制】

环境要求主要强调以下四点：温度、湿度、无尘和无阳光直射。碘化钠晶体对温度非常敏感，每小时温差超过 ±3℃将会影响其性能，每小时温差超过 ±5℃则有损坏晶体的可能性。阳光直射会引起温度的骤升，一定要避开。控制温度的有效措施是机房最好不设置窗户，安装恒温恒湿空调，控制好房门的开与关，探头一定要确保安装着准直器。随时观察机房温度变化，出现温度异常时应立即采取相应措施，并作备案记录。湿度对晶体与线路也有很大影响，需要采取相应措施使其维持在许可范围内。一般情况下，机房要求的温度范围是 20～25℃，湿度范围是 30%～70%。厂家对设备都有具体要求，应依照要求严格执行。系统线路在运行状态时会吸附尘土，尘土附着会影响系统的功能，具体的影响请参阅以下“硬件除尘”部分，工作人员平时一定要有防尘除尘的意识与习惯。

【硬件除尘】

前面讲过系统线路在运行状态时会吸附尘土，尘土附着会影响仪器的功能。首先会阻碍仪器的散热，线路温度过高会导致很多问题。另外湿度大时，过多的尘土附着会形成泥浆，轻者会影响其数据传输，严重者将会导致短路等更大问题，所以硬件除尘很重要也很必要。仪器外部要保持清洁，内部线路除尘要由维护工程师来定期进行。

第二节　PET 部分

【空白均匀性扫描】

早期的 PET 都配置有放射性棒源，将棒源伸出围绕空白视野旋转作均匀性扫描被称为空白扫描。现在的 PET/CT，有的已不配置放射性棒源，均匀性扫描时借助于模型放射源，视野已不空白，但还是习惯性地叫作空白扫描。

均匀性扫描非常重要，因为它除了提供每日均匀性状况和其他参数外，还用于均匀性校正的计算以及衰减校正的计算。具体的操作步骤很简单，配置有放射性棒源的仪器，调出专用程序按要求进行即可。没有配置棒源的仪器，需要先摆放好桶状放射性模型，然后调出专用程序进行即可。空白均匀性扫描给出的结果是比值参数，即本次扫描与标准均匀性扫描的比值，其他参数各厂家不尽一致。除了查看这些数据外，最好再观看一下正弦图（Sinogram）图像，它可以提供所有阻断（block）和所有晶体块的均匀性直观状况。上述的结果参数如有异常，先初步筛查一下原因，并及时通知维修工程师给予解决，然后再重做，直至正常。

影响均匀性结果的因素包括两大部分，即环境因素与线路硬件。环境部分包括温度、湿度与放射性污染；线路硬件部分包括晶体老化或损坏，线路接触不良、老化，高压漂移等。

【标准化设定】

PET 重建图像都会在轴向划分出多个层面，层面的划分基本上依据传统 2D 采集时的直接层面（同一环晶体之间的符合层面）与间接层面（与相邻晶体环的符合层面）。由于几何角度的原因，直接层面与间接层面符合响应量不一致，其表现为重建图像上出现不同亮度的斑马线，为了消除这一现象，引进了标准化设定。

标准化设定的原理是采集均匀性模型图像，求出各层面对均匀性模型响应的不一致状况，计算出相差系数，然后对重建图像进行校正，使得图像上无任何带状伪影。

标准化设定的具体操作步骤各厂家不尽一致，有的使用桶状模型放射源，有的使用机器内配置的棒源，一般情况下调出专用程序依据要求进行即可。

需要进行标准化设定的情况是：重建图像出现斑马线样条状伪影，新仪器安装后以及设备大修后。

【活性度与标准摄取值 SUV 校正】

PET 检查能够提供定量与定性两方面的诊断信息，尤其定量信息是 PET 检查的命脉，更是相对于其他影像学检查的优势所在。定量指标的准确性完全取决于仪器系统对活性度的刻度以及活性度校正系数。仪器本身的性能指标，诸如均匀性、能峰设定以及高压漂移等都能够影响定量指标的准确性，因此必须定期对仪器进行活性度标定。

活性度标定主要由维护工程师来完成，核医学技师必须对此有足够的了解。活性度标定的原理是用已知精确比活性度的均匀水模扫描成像，然后以重建图像的像素为单位进行活性度标定，或计算出刻度系数并保存，最终应用于定量指标的计算。

活性度标定有几个关键步骤至关重要：①活性度标定之前，仪器的各项性能必须精确调试，使其处于最佳状态；②活度计的精确度，因为已知的单位活度是由活度计测定的，所以活度计一定要定期检测并精确标定；③模型灌注，标定是以重建模型图像的像素为单位进行的，因而模型本身的均匀性非常关键；④置放模型，模型在视野中的位置也非常关键，一定要按要求精确对位。

活性度标定的常规要求是每季度一次，另外新仪器安装后和设备大修后必须进行活性度标定。

【数据库管理】

请参阅SPECT部分的数据库管理，这里不再赘述。

【环境控制】

本节SPECT部分已经对环境控制作过详细叙述，这里尽管有些雷同，但是非常有必要重复强调。

目前PET市场主要使用的晶体是LSO和锗酸铋晶体（BGO），同碘化钠晶体相比，他们对温度的反应没那么敏感，但依然有很严格的要求，温度变化过大同样会影响晶体的功能。任何能导致温度骤升骤降的因素，比如阳光直射、门窗对流通风等都应该避开。PET机架探测器部分要求不能断电，这又对恒温恒湿的要求提出挑战。空调的性能质量、无间断电源的配置一定要符合要求，工作人员不但应在上班期间，更要在节假日等非上班时间查看机房的温湿度变化。一般情况下机房要求的温度范围是20～25℃；湿度范围是30%～70%，各厂家可能还会有具体要求，请依照要求严格执行。由于仪器一直处于通电状态，更容易吸附尘土，机房一定要保持清洁无尘。

【硬件除尘】

请参阅SPECT部分的硬件除尘，这里不再赘述。

第三节　CT 部分

【球管预热】

球管需要预热到正常的工作温度，才能保证射线质量，从而呈现最佳工作状态，并以此确保恒定的高质量图像。有的厂家在球管预热过程中还包括：①检查球管束光器 Z 方向（轴向）控制功能是否能正常工作，控制功能主要是用来补偿球管旋转阳极温度变化导致射线发生的偏移；②灯丝电流调整，在球管的使用过程中，灯丝会老化（灯丝会变细，电阻变大），从而影响球管电流。

球管预热是依照提前预设好的一组曝光条件来运行，球管预热不但能降低图像出现伪影的可能性，同时还有助于本身的使用寿命。

球管预热的执行时间是每次开机后，或者开机状态超过两小时没有做任何扫描，下一次扫描之前进行。

球管预热前一定要去掉扫描视野内的任何物体。具体操作步骤各厂家不尽一致，有的单独进行，有的和其他校正同时进行，届时调出专用程序，依照要求严格执行即可。另外需要注意的是，探测器有其标准的工作温度，由于断电而执行的球管预热，一定要等探测器温度恢复正常后进行。

【空气校正】

现代 CT 使用的是多排探测器，每排都由很多个体积非常小的个体探测器组成。一般而言个体探测器的灵敏性不尽相同，并且受温、湿度环境的影响，还会随着时间推移而有所变化。为了使各个探测器的输出信号均匀一致，需要用各组管电压、不同管电流在不同层厚的条件下，每日进行空白视野情况下的空气校正。

仪器每一次进行系统的调试之后，都要以每个个体探测器为基本单位建立一个基础校正表。空气校正时，用不同的组合条件直接对探测器进行曝光扫描。比如以管电压为基础，依次在 80kV、100kV、120kV、140kV 的条件下，分别选取临床常用的管电流和层面厚度进行空白扫描，直至完成所有的组合条件。然后用各组的探测器响应数据，去和基础校正表进行比较，并进行校正，使其最终的信号输出均匀一致。

空气校正要求每天必须进行。执行时扫描视野内不能有任何物体。各厂家都有各自的专用程序，形式上不尽相同，但其主题内容是大体一致的，届时调出专用程序，依照要求严格执行即可。

【CT 值的检测与校正】

CT 值是重建图像中的像素值，为一个相对值。水的 CT 值为零，是其他组织 CT 值的标准参考值。在实际应用中，将人体各组织（包括空气）的吸收衰减值都与水相比较，并将致密骨的 CT 值定为上限，空气的 CT 值定为下限，其他各组织的 CT 值依次排列期间，形成一个相对吸收系数的标尺。

管电压和管电流能改变物体的衰减系数值，因而会影响 CT 值及其线性度。温、湿度等环境因素的变化会影响探测器对射线的响应，进而能影响 CT 值。

有关 CT 值的检测，各厂家都有专用程序，届时将水模置放在视野中心，调出程序执行即可。校正时将各个管电压、管电流与不同的层面厚度形成不同的组合，分别对水模进行校正，直至水的 CT 值恢复到正常范围。CT 值的检测要求每天进行，若有异常应该尽快进行校正。

【环境控制】

环境因素对 CT 系统的性能以及图像的质量影响较大，控制好机房环境是日常质量控制的重要一环。

CT 系统运转状态时会产生大量的热能，温度过高可能会损坏某些元器件。温度变化大时将会影响探测器对射线的响应，进而影响图像的质量。因而机房温度要求相对稳定，一般情况下温度范围以 20～25℃为宜。

机房环境要求有一个相对湿度。湿度过低会使线路产生静电；湿度过高会导致某些元器件出现锈痕而造成接触不良；探测器也会因湿度的过高与过低而出现灵敏度的不一致，损害图像质量。这就要求机房的相对湿度有一个适度的范围，一般情况下要求的适度范围是 30%～70%。

CT 滑环长期高速旋转时会产生碳粉，有可能造成附近线路短路以及信号传输干扰等故障。仪器设备因其线路排热而造成机内负压，特别容易引起灰尘附着于元器件表面，从而妨碍线路散热，情况严重时又能导致其性能变化。所以要求机房内环境一定要清洁，并定期请专业维护人员进行线路除尘。

【数据库管理】

请参阅 SPECT 部分的数据库管理，这里不再赘述。

第四节　PET/CT 部分

PET 图像与 CT 图像的配准校正：PET/CT 能够一次性提供 CT 擅长的解剖形态信息和 PET 擅长的功能代谢信息，并将它们有机地融合在一起。这样就引入了图像配准精度的概念，如果配准有误差，将会对图像诊断带来极大的不方便。

一般情况下，PET 与 CT 机架有自己的精确固定位置，不会轻易滑动。受检者检查床由于承受重力和机械磨损，可能会引起图像配准的精确度。

图像融合精度的检测与校正有两种方式：即机架内配有棒源和无配置棒源。配置有棒源时，需要柱状实体模型，模型内含有两个以上的高密度的小型球状体或柱状体，将模型置放在视野中间，先行 CT 扫描，再用机架内棒源做 PET 视野的透射扫描。没有配置棒源时，需要两根放射性线源，将其交叉摆放在视野中间，先行 CT 扫描，再行 PET 扫描。两种方式最终都会提供模型的 PET 与 CT 的融合图像，并计算出配准差值（X、Y、Z 方向，有的系统含有旋转方位）。如果差值超出正常范围，则进行自动校正，直至恢复到正常范围。

日常工作中要多关注融合图像的准确度，如有异常，立即通知维修工程师进行校正。此外，大修后或涉及机架位置的维修后，要求作配准校正。

第五节　质量控制频度

【SPECT 质量控制频度】

1. SPECT 平面质量控制频度见表 4-1。

表 4-1　SPECT 平面质量控制频度

测试项目	验收	大修后	周	月	季	年
能量分辨率	●	●		●		
固有均匀性	●	●				
固有均匀性校正	●	●	●			
空间分辨率	●	●			●	
空间线性	●	●				●
空间线性校正	●	●				●
系统灵敏度	●	●				
计数率特性	●	●				
探头屏蔽特性	●	●				●
每日均匀性						
能峰设定						
数据库管理			●			
硬件除尘						●

2．SPECT断层质量控制频度见表4-2。

表4-2 SPECT断层质量控制频度

测试项目	验收	大修后	天	周	月	季	年
断层均匀性	●	●		●			
系统均匀性校正	●	●			●		
断层分辨率	●	●			●		
旋转中心漂移	●	●			●		
旋转中心校正	●	●		●			
断层对比度	●	●				●	

3．SPECT全身扫描质量控制频度见表4-3。

表4-3 SPECT全身扫描质量控制频度

测试项目	验收	大修后	天	周	月	季	年
全身扫描分辨率	●	●			●		
全身扫描均匀性	●	●		●			
全身扫描稳定性	●	●				●	

【PET/CT质量控制频度】

1．PET质量控制频度见表4-4。

表4-4 PET质量控制频度

测试项目	验收	大修后	天	周	月	季	年
空间分辨率	●	●				●	

续表

测试项目	验收	大修后	天	周	月	季	年
系统灵敏度	●	●				●	
系统均匀性	●	●			●		
均匀性校正	●	●	●				
散射分数	●	●					
计数丢失	●	●					
随机符合	●	●					
噪声等效计数率	●	●					
标准化设定	●	●				●	
空白均匀性扫描			●				
活度与 SUV 值标定						●	
数据库管理				●			
硬件除尘							●

2．CT 质量控制频度见表 4-5。

表 4-5　CT 质量控制频度

测试项目	验收	大修后	天	周	月	季	年
高对比度分辨率	●	●					
低对比度分辨率	●	●					
噪声	●	●			●		
均匀性	●	●			●		
CT 值线性	●	●			●		

续表

测试项目	验收	大修后	天	周	月	季	年
CT扫描剂量	●	●				●	
球管预热			●				
空气校正			●				
CT值校正				●			
数据库管理				●			
硬件除尘							●

3．PET/CT配准质量控制频度见表4-6。

表4-6 PET/CT配准质量控制频度

测试项目	验收	大修后	天	周	月	季	年
PET/CT配准	●	●			●		

第五章 核医学成像参数选取与图像采集方式

核医学图像相对于 CT、MR 而言，其分辨率不如后者，为了获得尽可能满意的图像，成像过程中必须控制好每一个环节，合理选择每一项参数。本章就成像过程中需要人为介入的每一步选项选取原则和原理作必要的介绍。

第一节 准 直 器

【准直器的作用】

我们在选择 SPECT 时会考虑到很多指标，一旦安装投入使用后，操作人员可以介入的硬件部分只有准直器的选用。准直器对核医学成像设备来说就像一部相机的镜头，对仪器分辨率的影响至关重要。

准直器是用高原子序数的物质组成，例如铅或铅钨合金等。准直器安装在探测晶体前面，其作用是对采集的闪烁事件进行初步定位。准直器是以光子运行的方向为基准来甄别射线，其性能与光子能量有关。它的具体过程是平行于准直器孔或角度偏差在许可范围之内的射线可以被探测接收，而其他方向的射线被屏蔽。

【准直器的类型】

准直器有许多类型。按能量可分为超高、高、中、低能；按形状可分为平行孔、针孔、扇孔、聚焦孔、扩散孔、斜孔等；按功能又可分为高灵敏型、高分辨型和通用型三种。准直器根据使用的核素能量和临床诊断的需求进行选择。目前临床大多应用的是低能平行孔型准直器，而针孔型准直器的独特功能也使其处于不可或缺的位置，以下就这两种准直器作一详细介绍。

【平行孔型准直器】

平行孔型准直器孔的排列是均匀和相互平行的，单个孔的直径、孔的总数目、孔间隔厚度和准直器本身厚度等几何参数都影响到探测分辨率和灵敏度。平行孔型准直器对图像分辨率的影响由以下公式确定：

$$R=\frac{r(T_e+b+c)}{T_e} \qquad （公式 5-1）$$

公式 5-1 中 R 代表分辨率；r 代表准直器孔径；b 代表准直器表面到探测物体的距离；c 代表准直器上面到晶体的平均距离；T_e 代表准直器的有效厚度。

公式 5-1 中所有的子项都可以影响到分辨率，然而只有 b 是可控的。也就是说，对于一个既定的准直器而言，只有 b 等于零的时候，它的分辨率才能达到最好。所以我们在受检者的对位时，一定要使探头尽可能地贴近受检者，或使用自动轮廓跟踪技术。

【针孔型准直器】

针孔型准直器外形呈圆锥形状，下端形成一个小孔。因为是小孔成像，所成图像与物体互成反像，类似照相机。针孔型准直器对图像的最大影响是分辨率和图像大小的改变。分辨率公式如下：

$$R=\frac{d_e(t+b)}{t} \quad \text{（公式 5-2）}$$

公式 5-2 中 R 代表分辨率；t 代表针眼到晶体的距离；b 代表针眼到物体的距离；d_e 代表针眼的有效孔径。上述中 b 项是可控的，d_e 项是可选的，针眼的孔径越小，探测距离越小，分辨率就越好，反之亦然。

这里需要强调的是，针孔型准直器是倒置交叉成像，在针眼孔径的基础上形成一定的视野角度，当 $t=b$ 时，图像大小无变化；当 $t>b$ 时，图像就会被放大；当 $t<b$ 时，图像就会被缩小。这一特殊的功能为临床提供了很大的方便。在进行小脏器成像时，比如甲状腺、股骨头以及小动物实验等就可以利用它的放大功能提高图像的分辨率。

另外需要指出的是，针孔型准直器使图像大小随探测距离改变而改变的这一现象也给临床带来了不便，即图像的大小没有可比性。解决这个问题的方法是：给每一个要探测的小脏器设定一个固定距离，使之成像的脏器占据有效视野的 80% 左右，并标记备案。检查操作时，选用相应固定的探测距离，这样就可以保证图像大小的可比性。

如果需要精确对比，可以用两个已知距离的放射性点源进行标记。

第二节　图像矩阵选取

【SPECT矩阵选取】

矩阵是一组数字阵列，是用于储存图像中所有像素值的数字存储空间，它由一组二维像素组成，常用的矩阵有512、256、128和64等。像素是数字图像组成的最基本单位，它的大小取决于两个因素：探测视野的大小和给定的矩阵。假设探头视野的大小为500mm×500mm，选用512矩阵，那么500/512≈1mm，像素的尺寸是1mm，以此类推，256矩阵的像素为2mm，128矩阵的像素为4mm，64矩阵的像素为8mm。如上所述，像素是组成图像的最基本单位，像素尺寸越小，组成一幅图像的像素就越多；像素尺寸越大，组成一幅图像的像素就越少，在相同图像信噪比的前提下，大矩阵采集的总计数必须高于小矩阵采集。大矩阵图像的像素小，它的图像分辨率比小矩阵图像好，但是为获得相同信噪比的图像，大矩阵采集的时间将比小矩阵采集的时间更长。以上只涉及矩阵的二维情况，实际上每个矩阵的像素单元都有一定的存储容量，其大小取决于图像存储的数字模式，图像存储的数字模式有两种：字模式和字节模式。如选用字模式则容量为$2^{16}-1$，选用字节模式则容量为$2^{8}-1$。现代仪器的贮存介质的容量足够大，多选取字模式。

选择矩阵的前提是以不丢失仪器的分辨率为原则，具体的要求是：像素的尺寸≤ 1/2 仪器的分辨率。设定仪器的探测视野直径是 500mm，分辨率是 8mm。那么选取矩阵时的考虑前提是，像素的尺寸要≤仪器分辨率的一半，即 8/2＝4mm，然后用视野直径除以 4，即 500/4＝125，取近似值即 128 矩阵。

1．**动、静态采集时的考虑**　动态采集时，因为要求在极短的时间内生成一幅图像，而且是连续成像，这里要优先考虑到成像灵敏度，所以选择 64 或 128 小矩阵。静态采集时，因为有足够的成像时间，除了考虑到不丢失分辨率，还要兼顾图像的视觉效果。比如 128 矩阵的像素在 3～4mm 左右，可以满足通常仪器的分辨率要求，但我们还是建议选用 256 矩阵，因为它有高图像对比度和好的视觉效果。

组成一幅图像需要有足够的总计数（信息）量，所需计数的多少取决于像素的大小，矩阵越大像素越小则需要的总计数越多。我们通常所用的矩阵像素间的差级是 4 倍，在改变矩阵后也应该根据 4 倍的差级来调整计数量。比如 256 矩阵时，通常一个视野需要的计数是 600k，那么选用 512 矩阵时计数就应该增加至 600k×4＝2 400k；而选用 128 矩阵时，计数就可以相应减少至 600k/4＝150k。

2．**断层采集时的考虑**　断层采集属于连续旋转多幅图像的采集，采集时间相对较长，选取矩阵时首先考虑成像灵敏度，同时兼顾分辨率与硬盘空间。一般情况下选取 64 或 128 小矩阵，现代仪器的硬盘空间大，若时间许可，128 矩阵更好些。

断层成像时探头需要旋转采集若干帧图像，设置每一帧图像的采集角度时应该遵循以下原则：每一帧图像采集角度的弧长应该≤ 1/2 仪器的分辨率。这里设仪器分辨率为 8mm，探头的旋转半径为 80mm（以头颅采集为例）。根据上述原则，采集角度的弧长应该是≤（8mm/2=4mm），半径 80mm 的圆的周长约等于 480mm，求出总的采集帧数，即 480mm/4mm＝120 帧。然后就能得到每一帧的采集角度，即 360°/120＝3°，也就是每 3 度采集一帧。

断层采集时，原则上是每一帧的采集计数越多越好，因为采集计数越多，图像的信噪比就越高。但在临床实际应用中，还需考虑到受检者是否能够忍受过长的采集时间，一旦采集过程中受检者移位，对图像质量的影响将是致命的。考虑到所用的示踪剂剂量相对固定，建议设置每一帧采集时间时应该以受检者能够忍受的时间为限。头颅断层时受检者的位置相对不太难受，坚持 30min 不动应该不成问题；而心肌断层时由于左臂上举，受检者坚持 20min 不动已属不易。这样给定一个总的采集时间，并用它除以总采集帧数，便可得出每帧的采集时长。

断层采集时有两种运行方式，即步进式和连续式。步进式采集在每帧采集时探头都处于静止状态，然后旋转到下一个角度停下来再做同样的采集，这种动与停的衔接大约需要 2s，采集 120 帧图像时就是 4min。连续式采集时，探头于转动中连续采集，每步可以省去 2s 时间，但因为投影是探头在运动中采集得到的，会对图像质量有一定影响。出于兼顾图像质量和节省时间的目的，建议小角度采集时选用连续式，大角度时选用步进式。

【PET 矩阵选取】

PET 的美国国家电气制造商协会（NEMA）标准的空间分辨率是 4 ~ 5mm，厂家宣传的小于 2mm 的分辨率，是 PSF 的一种计算值，不具备可视性，仅供参考，临床更关注 NEMA 分辨率。PET 应用更多的是多视野全身检查，采集时间相对较长；PET 需要体内注射示踪剂，全社会都在关注射线辐射，因而不可能剂量太大；另外，多数情况下 PET 属于阳性扫描，图像灵敏度更重要。综合以上三种情况，我们建议躯干检查时选取 128 矩阵即可，这样可以相对缩短采集时间；也可以选用中间矩阵或 256 矩阵，只是需要延长采集时间。头颅扫描时可以选用大矩阵，因为信息量较足，可以体现仪器的高分辨率。

【CT 及 MR 矩阵选取】

CT 的空间分辨率高，图像信息量非常充足，非常适合大矩阵。但是，这只是出于图像质量单方面的考虑。实际应用时需要综合考虑图像质量与受检者辐射剂量，原则是在保证诊断信息的前提下，接受高噪声图像。综合以上因素，建议一般情况下选用 512 矩阵，需要时还可以选用 256 矩阵，不提倡选用更大矩阵。

MR 具有以下特点：空间分辨率高、回波信号弱、采集视野可变性大、采集时间长等。高仪器分辨率可以满足大矩阵，这一点可以不用考虑。实际工作时考虑更多的是采集视野与矩阵的结合，采集时间不能太长，同时图像信噪比又要相对高，因此矩阵不能太大；另外，还要以病灶大小为参考，即成像的体素要小于病灶直径。

第三节　图像重建参数

核医学成像重建目前所用的方法是滤波反投影和迭代法，以下分别介绍。

【滤波反投影】

傅里叶中心切片定理揭示了图像数据的傅里叶变换和投影数据的傅里叶变换之间的联系，经过两次傅里叶变换（幅值域转换到频率域和频率域逆转换到幅值域），就可以将得到的投影数据重建成图像数据。为消除星状伪影和高频噪声，在重建过程中需要加以必要的滤波功能。其中根据滤波曲线形状的变化，可将其分为高通滤波和低通滤波，而每一种滤波本身又含有从高到低不同的截止频率来控制图像平滑与锐化的程度，低截止频率使图像趋向平滑，分辨率下降；高截止频率使图像趋向锐化，噪声增加。

滤波反投影重建图像中高频的部分代表着图像变化剧烈的地方，通常对应着高分辨率、边界、细微结构和噪声。低频的部分代表着图像变化缓慢的部分，包含了图像的主要信息，通常对应着低分辨率或者低噪声的平滑图像。

【迭代法】

迭代法是一种逐步逼近的数学计算方法，它先将预重建图像初始化，即图像中所有像素值设定为某一相同数值，然后将此假设图像在各个方向的投影数值与实际采集的投影数值进行比较，再依据其差异重新计算图像的所有像素值并更新图像。然后再对更新后的图像求各个方向的投影数值。重复上述步骤，当由图像求得的投影数值与实测投影数值的差异小到某种程度后，结束迭代过程，完成图像重建。

核医学成像中最常用的迭代法是有序子集最大期望值法（OSEM），它有两个参数可以影响重建图像的质量，即子集数目与迭代次数。子集越大，迭代收敛速度越快，重建图像会较快地收敛到目标图像；迭代次数增加，重建图像质量也会相应改善，但迭代次数过多时不但对提高重建图像质量没有任何帮助，还会增加图像噪声，并且降低重建速度。迭代次数和子集数的乘积代表了迭代过程中图像总的更新次数，必须将图像总的更新次数控制在合理的范围内才能得到最好的图像质量。一般来讲，扩大一倍子集和增加一次迭代次数，其效果是相同的，但增加一次迭代所花费的时间远比增加一倍的子集要多得多。

随着成像技术的发展，新型的迭代法也在不断出现。比如正则化的迭代法就是将控制噪声的正则化项嵌入在迭代重建中，使得迭代过程可以持续进行，一直到图像完全收敛为止，大大提高了小病灶的检出能力。还有一类基于人工智能的迭代法则是融合了深度神经网络和传统迭代法，利用深度神经网络数以百万计的参数去精确地识别图像中的噪声和信号，并对噪声进行抑制和对信号进行增强，最终得到低噪声高对比度的重建图像。这些新型算法的出现弥补了传统迭代法在定量准确性和低计数条件下的不足，使得核医学成像的图像质量达到了新的高度。

第四节 静态采集

【原理与定义】

示踪剂引入体内，进入靶器官并代谢分布达到平衡。将靶器官置于探头视野内，启动单次采集并持续若干时间，此期间靶器官与探头保持相对静止，直至所收集的信息量（总计数或采集时间）达到预设值，采集停止，此种采集过程称为静态采集。

【临床应用范围】

静态采集用于观察靶器官的位置、形态、大小和示踪剂分布情况，如增高、降低、正常或缺如。

【示踪剂要求与给药方法】

相对于动态采集而言，对示踪剂的体积没有特殊要求，静脉给药时的推注速度也没有特殊要求，按照放射性药物给药方法的一般要求即可。给药途径：根据药物代谢的途径，采用静脉注射或口服给药。

【参数选取】

1．**矩阵** 相对于动态采集而言，静态采集一般要求选取大矩阵，128×128或256×256均可。因为静态采集对图像分辨率要求较高，而且有足够的采集时间，大矩阵可以满足图像质量要求，而采集的过程（时间充足）又能满足大矩阵对计数总量的要求。图像存储模式分为字模式和字节模式，早期核医学仪器由于硬盘容量小，选取存储模式时要根据被检脏器和检查内容对应选取。现代仪器的贮存介质的容量足够大，建议选取字模式。

2．**准直器**　选用低能高分辨准直器。

3．**计数要求**　现代仪器的探头视野通常在500mm左右，静态采集要求的总计数量是：256矩阵时为500k～1 000k/帧。一般情况下采用预设总计数，当计数达到预设值，采集自动结束。有些特殊情况也可以选择预设时间，比如对称脏器或组织分别采集时，可以用第一幅图像的采集时间来预设对侧脏器的采集时间；或者是示踪剂剂量太低，脏器代谢功能降低，按照预设总计数所需时间太长，容易造成受检者移位，这种情况下，只好牺牲总计数，要么预设时间，要么手动结束采集。

第五节　动 态 采 集

【原理与定义】

示踪剂引入体内之前，根据解剖位置将探头对准靶器官，提前预设好单组或多组的图像采集程式，以及每一帧的采集时间，在将示踪剂注入体内的同时或适时启动采集程序，此期间靶器官与探头几何位置保持相对静止，直至预设的采集程式完成，此种采集过程称为动态采集。

【临床应用范围】

动态采集反映的是示踪剂在靶器官内的连续变化情况，可用于观察大血管走向、血流动力学和药代动力学，靶器官的血流灌注情况，靶器官的吸收、清除和代谢功能，生理管道的通畅或完整状况。

【示踪剂要求与给药方法】

示踪剂的比活度要≥ 1.11×10^9 Bq/ml，体积小于 1ml，快动态时小于 0.5ml。弹丸式注射，即快速推注后立即松开止血带，同时启动采集程序。给药途径：静脉注射。

【参数选取】

1．**适用于血流动力学的动态检查** 以观察血流动力变化与大血管走向为目的，如首次通过法心血管显像。矩阵选择以保证采集时间为主，小矩阵时像素大、采集总计数要求低，推荐矩阵 64×64。每帧采集时间非常重要，原则上要求每帧采集时间要小于血流通过所检查血管长度所需要的时间。实际应用起来难度非常大，原因是血流速度比较复杂，各心腔的大小，推动血流的收缩压力差别非常大，即使能够求出全部心腔的总长度，以及平均血流速度，实际参考价值也不大。在确定每帧采集时间时，除了考虑时间要足够短之外，还要相应考虑信息量，因为示踪剂的剂量不可能太大。综合以上所有因素，最终的推荐值为（0.5～1.0）s/ 帧。总的采集时间在 20s 左右。选用高灵敏或高分辨准直器。

2．**适用于血流灌注的动态检查** 以观察靶器官或病变的血流供应或灌注为主。矩阵选择要综合考虑每帧采集时间和每帧图像的信噪比，尽可能保证图像质量，故推荐矩阵 64×64、128×128。观察血流灌注变化需要多点采样，每一点都要有足够的信息量来反映相应的变化。所以在确定每帧采集时间时，既要考虑到采样频率，又要考虑到采样持续时间。综合以上各种因素，再结合临床经验，最终推荐时间是（1.0 ~ 3.0）s/ 帧，总的采集时间是 30 ~ 60s。选用通用或高分辨准直器。

3．**适用于脏器代谢清除功能的动态检查**　主要用以观察脏器的代谢清除功能、生理管道的通畅或完整状况。慢动态采集很难用统一的模式来规范，主要是因为脏器的功能与循环周期差异较大，示踪剂的性质与检查的内容也差别较大。这里建议两种方法：①全部采集能在 30min 内结束：矩阵 128 × 128，采集时间（1 ~ 2）min/ 帧。②全部采集时间超过 30min，甚至可达 1 ~ 2h：建议用多帧静态采集模式，矩阵 256 × 256，计数 500k ~ 1 000k/ 帧。根据需要在不同的时间段启动采集，直至满足检查的目的。选取通用或高分辨准直器。

4．**多时相**　临床上有些检查既要观察脏器的血流灌注状况，又要诊断其代谢清除功能，如肾小球滤过率（GFR）、肝胆显像等，为灵活方便起见，引进了多时相采集概念，即不同的时间阶段，启动不同的采集程序，一次性完成全部检查。它的采集序列组合是多样化的，但通常情况下，它的组合模式为：血流灌注性动态 + 慢动态 + 静态，具体的采集参数请参照相关的采集方式，各个序列的启动时间和采集帧数要依据临床要求而定。

第六节　断 层 采 集

【原理与定义】

示踪剂引入体内后，将靶器官置于视野内，提前预设好每帧采集角度或采集总帧数、每帧采集时间，启动采集。第一帧采集完成后，根据预设的角度间隔，自动进入下一帧采集，如此依次重复，直至完成所需要的旋转角度采集。旋转过程中，探头准直器表面总是与旋转轴平行，而旋转轴又与受检者长轴平行一致。所采集的每一个角度的平面图像称为投影图像，将所有的投影图像通过数据处理、校正和图像重建，最终得到靶器官的断层图像，此种采集过程称为断层采集。本节不包括环状排列探测器的断层成像。

【临床应用范围】

断层采集的临床应用大体与静态采集相同，即观察脏器的位置、形态、大小和示踪剂分布情况。断层采集较平面像有如下优势：①避免解剖结构重叠对病变部位和形态的影响；②提高深部解剖结构和病变的显示；③降低邻近组织或器官的高放射性影响；④区别体表放射性污染；⑤提高脏器的信噪比和图像的对比度。

【示踪剂要求与给药方法】

无特殊要求，按照放射性药物给药规则的一般要求即可。给药途径为静脉注射或口服给药。

【参数选取】

相对于静态平面采集，断层采集的矩阵选择要小，一般选取 64×64 或 128×128。同样道理存储模式选取字模式。采集角度（3°~6°）/ 帧；总采集时间推荐：180° 采集不超过 20min，360° 采集不超过 30min，用总的采集时间除以总的采集帧数就可以得到每一帧的采集时间。关于步进式与连续式两种采集方式，推荐小角度采集时选取连续式，大角度采集时选取步进式。选用高分辨准直器。

第七节　全身采集

【原理与定义】

示踪剂引入体内达到平衡后，提前预设好扫描长度和速度，探头连续式或步进式前进依序采集各部位前后位图像。通过探头与受检者的相对移动，采集受检者全扫描野放射性核素分布的图像。

【临床应用范围】

全身扫描常用于全身骨显像、双下肢静脉显像、淋巴显像、探寻肿瘤或炎性病灶等。

【示踪剂要求与给药方法】

无特殊要求，按照放射性药物给药规则的一般要求即可。给药途径：根据药物代谢的途径，采用静脉注射或口服给药。

【参数选取】

矩阵选取 256 × 1 024，扫描长度应覆盖全部扫描野。扫描速度根据计数率和具体检查项目所需要的总计数决定。根据核素种类选用低能高分辨或高能通用准直器。

第八节　门控采集

【原理与定义】

示踪剂引入体内并在靶器官达到平衡后，将探头准确对位靶器官。以心脏为例，提前把每个心动周期分成 n 个等份（即每心动周期图像采集帧数），通常为8、16、24、32。以心电图的R波为触发信号，于是在第一个心动周期里生成了 n 帧图像，第二个R波出现后，又从同相位的第一帧开始采集生成 n 帧图像，依次往返重复进行下去，直到预置的心动周期数达到为止。然后计算机将每一个心动周期内的相同时相的图像信息叠加起来，最后获得一个完整的从舒张末期（ED）到收缩末期（ES）再到舒张末期、多周期叠加的各时相系列图像，此种采集过程称为心电门控采集。与此相同，可以采用其他周期性生物信号，完成不同目的的门控采集。

【临床应用范围】

门控采集多用于脏器功能评价和腔内异常结构的诊断，如各类心脏病受检者的心室功能评价，心室壁瘤的诊断。

【示踪剂要求与给药方法】

示踪剂的标记率要高，大于90%，从血液循环中清除要慢，标记性能稳定。给药途径为静脉。

【参数选取】

矩阵选取64×64，因为门控采集强调功能判断与时间分辨，所以小矩阵就能满足要求。每周期或 R-R 间期采集帧数 16 ~ 32，偶数为宜，选取每间期帧数时要考虑能够满足对间期的功能判断，人的视觉差（0.1s）和处理时的傅里叶变换（要求偶数）。总的采集间期数或收集总心动周期（心跳）数：300 ~ 500，此选项主要考虑点为信息量。人的心率差异很大，所以给出的范围也较宽，要根据个体差异适当选取。选用通用或高分辨准直器。

第九节　表模式采集

【原理与定义】

表模式采集（list mode image acquisition）是相对帧模式而言的，前面介绍的静态采集、动态采集、断层采集、门控采集都归属于帧模式。所谓帧模式是将每一帧图像以矩阵像素的格式储存，探测生成的每对 *X*、*Y* 坐标信号都按相应地址，被记录在对应的像素单元，随着采集时间的累积，最终构成一帧数字图像。而表模式采集没有具体的矩阵像素，探测生成的信号，包括 *X*、*Y* 坐标信号、时间信息、能量信息等所有的原始信息，以数字表格的形式依次记录下来。表模式必须通过帧重组，才能构建图像。

表模式采集的过程如下：示踪剂引入体内之前，根据解剖位置将探头对准靶器官，提前预设好总的采集时间，在将示踪剂注入体内的同时启动采集程序，此期间受检者与探头保持不动，直至达到预设的采集时间，采集过程自动结束。

【临床应用范围】

表模式采集除了适用于各种动态采集的临床应用之外，还适合于科研项目。

【示踪剂要求与给药方法】

示踪剂的比活度要大于 1.11×10^9Bq/ml，体积小于1ml。弹丸式注射，即先快速推注，然后松开止血带，同时启动采集程序。给药途径：静脉注射。

【参数选取】

表模式采集的数据是发生闪烁事件的地址，该地址的计数值，采集时间等，根据检查项目的要求，结合硬盘空间大小适当选取即可，其他参数在图像帧重组时选取。选用高灵敏或通用准直器。

第六章
常用放射性药物一览表

第一节　SPECT 常用放射性药物一览表

SPECT 常用放射性药物见表 6-1。

表 6-1　SPECT 常用放射性药物一览表

放射性核素	半衰期	主要 γ 射线能量 /MeV	标记药物	推荐剂量 /MBq	临床用途
^{99m}Tc	6.02h	0.14	Na^{99m}TcO$_4$	74 ~ 185	甲状腺显像
				185 ~ 370	唾液腺显像
				＞ 370/0.1ml	肺通气显像
			^{99m}Tc-MAA	555 ~ 1 110	肺灌注显像
				（111 ~ 185）/5ml	肺首次通过显像
			^{99m}Tc-PYP	550 ~ 740	心肌梗死与骨显像
			^{99m}Tc-MDP	555 ~ 1 110	骨显像
			^{99m}Tc-HMDP	555 ~ 1 110	骨显像

续表

放射性核素	半衰期	主要γ射线能量/MeV	标记药物	推荐剂量/MBq	临床用途
^{99m}Tc	6.02h	0.14	^{99m}Tc-DMSA	74～185	肾静态显像
			^{99m}Tc-EC	185～370	肾小管分泌型功能显像
			^{99m}Tc-Phy	37～74	肝、脾显像
			^{99m}Tc-DTPA	185～740	肾动态显像
				740～1 480	肺通气显像
				74～370	脑脊液间隙显像
			^{99m}Tc-RBC	555～740	消化道出血显像
				740～925	心血池显像
				555～740	肝血池显像
			^{99m}Tc-EHIDA	（1.11～7.4）/kg	肝胆显像
			^{99m}Tc-MIBI	555～740	心肌显像
				555～740	肿瘤显像
				740～1 110	首次通过法心室显像
				370～555	甲状旁腺
			^{99m}Tc-tetrofosmin	555～740	心肌显像
				555～740	肿瘤显像
			^{99m}Tc-ECD	740～1 110	脑血流灌注显像
			^{99m}Tc-DX	（37～74）/0.5ml	淋巴显像
				555～740	肝血池显像

续表

放射性核素	半衰期	主要γ射线能量 /MeV	标记药物	推荐剂量 /MBq	临床用途
^{131}I	8.04d	0.364 0.637	^{131}I-MIBG	74 ~ 111	肾上腺髓质显像
			^{131}I-OIH	9.25 ~ 11.1	肾图测定（显像法）
				0.185 ~ 0.37	肾图测定（描记法）
			Na^{131}I	1.85 ~ 3.70	甲状腺显像
				74 ~ 148	甲状腺癌转移灶

^{99m}Tc（V）用于肿瘤显像；Na^{99m}TcO$_4$：高锝 [99mTc] 酸钠注射液，同时应用于异位胃黏膜显像；^{99m}Tc-MAA：锝 [99mTc] 聚合白蛋白注射液；^{99m}Tc-PYP：锝 [99mTc] 焦磷酸盐注射液；^{99m}Tc-MDP：锝 [99mTc] 亚甲基二膦酸盐注射液；^{99m}Tc-HMDP：锝 [99mTc] 羟基亚甲基二膦酸盐注射液；^{99m}Tc-DMSA：锝 [99mTc] 二巯丁二酸注射液，有不同价态可用于不同显像；^{99m}Tc-EC：锝 [99mTc] 双半胱氨酸注射液；^{99m}Tc-Phy：锝 [99mTc] 植酸盐注射液；^{99m}Tc-DTPA：锝 [99mTc] 喷替酸盐注射液；^{99m}Tc-RBC：锝 [99mTc] 红细胞注射液；^{99m}Tc-EHIDA：锝 [99mTc] 依替菲宁注射液；^{99m}Tc-MIBI：锝 [99mTc] 甲氧乙腈注射液；^{99m}Tc-tetrofosmin：锝 [99mTc] 替曲膦注射液；^{99m}Tc-ECD：锝 [99mTc] 双半胱乙酯注射液；^{99m}Tc-DX：锝 [99mTc] 右旋糖酐注射液；^{131}I-MIBG：间碘 [131I] 苄胍；^{131}I-OIH：邻碘 [131I] 马尿酸钠；Na^{131}I：碘 [131I] 化钠口服溶液。

第二节　PET 常用放射性药物一览表

PET 常用放射性药物见表 6-2。

表 6-2 PET 常用放射性药物一览表

放射性核素	半衰期/min	湮灭辐射电子对能量/MeV	标记药物	推荐剂量/MBq	临床用途
^{11}C	20.5	0.511	^{11}C-乙酸盐（^{11}C-acetate）	148～370	对于葡萄糖代谢低下的高分化及生长缓慢的恶性肿瘤（肝癌、肾癌、前列腺癌、细支气管肺泡癌）
			^{11}C-蛋氨酸（^{11}C-MET）	148～370	氨基酸类显像剂，原发性脑肿瘤或复发性脑肿瘤
			^{11}C-甲基-螺环哌啶酮（^{11}C-NMSP）	148～370	神经受体显像
			^{11}C-胆碱（^{11}C-choline）	148～370	脑肿瘤、前列腺癌、食管癌、膀胱癌显像
			^{11}C-多巴胺转运蛋白（^{11}C-CFT）	148～370	多巴胺转运蛋白显像
			^{11}C-雷氯必利（^{11}C-raclopride）	148～370	多巴胺 D_2 受体显像
			^{11}C-氟马西尼（^{11}C-FMZ）	148～370	苯二氮草受体显像
^{13}N	9.96	0.511	$^{13}NH_4^+$	740～925	脑、心肌血流灌注显像
^{18}F	109.8	0.511	^{18}F-氟化钠（$Na^{18}F$）	555～740	骨血流和代谢显像剂

续表

放射性核素	半衰期/min	湮灭辐射电子对能量/MeV	标记药物	推荐剂量/MBq	临床用途
^{18}F	109.8	0.511	^{18}F-氟胸腺嘧啶脱氧核苷（^{18}F-FLT）	148～370	脑部肿瘤、淋巴瘤、乳腺瘤、恶性黑色素瘤、食管癌
			^{18}F-氟米索硝唑（^{18}F-FMISO）	148～370	乏氧组织显像
			^{18}F-氟代脱氧葡萄糖（^{18}F-FDG）	（3.7～5.55）/kg	脑、心肌葡萄糖代谢显像，肺部肿瘤、脑瘤、消化道肿瘤显像

第三节　常用核医学治疗放射性药物一览表

常用核医学治疗放射性药物见表 6-3。

表 6-3　常用核医学治疗放射性药物一览表

放射性核素	半衰期	射线类型和能量/MeV	标记药物	推荐剂量/MBq	临床用途
^{131}I	8.04d	0.6～0.8（β） 0.364（γ）	$Na^{131}I$	3 700～7 400	甲状腺癌治疗
			$Na^{131}I$	37～1 110	甲亢治疗
			^{131}I-MIBG	3 700～7 400	嗜铬细胞瘤和神经母细胞瘤
			^{131}I-美妥昔单抗	27.75/kg	原发性肝癌

续表

放射性核素	半衰期	射线类型和能量 /MeV	标记药物	推荐剂量 / MBq	临床用途
^{125}I	59.6d	0.035 5（γ） 0.027 ~ 0.035（X）	^{125}I 粒子	根据治疗计划系统（TPS）制定治疗计划	表浅和胸腹腔内肿瘤
^{223}Ra	11.4d	5.0 ~ 7.0（α）	氯化镭 [^{223}Ra] 注射液	55kBq/kg	伴症状性骨转移且无已知内脏转移的去势抵抗性前列腺癌
^{89}Sr	50.5d	1.46（β） 0.514（γ）	氯化锶 [^{89}Sr] 注射液	148	骨转移癌
^{177}Lu	6.7d	0.13 ~ 0.5(β) 0.208（γ）	^{177}Lu-PSMA	7 400	转移性去势抵抗性前列腺癌
			^{177}Lu-dotatate	7 400	神经内分泌肿瘤
^{90}Y	64.2h	最高 2.27 平均 0.936 7	^{90}Y- 树脂微球	根据 ^{99m}Tc-MAA 显像结果制定治疗计划	不可手术的肝癌和直肠癌肝转移癌

Na^{131}I：碘 [131I] 化钠口服溶液；^{131}I-MIBG：间碘 [131I] 苄胍；^{177}Lu-PSMA：镥 [177Lu] 前列腺特异性膜抗原；^{99m}Tc-MAA：锝 [99mTc] 聚合白蛋白注射液。

第七章
神经系统

第一节　PET 脑葡萄糖代谢显像

【概述】

葡萄糖是脑组织的唯一能量来源，^{18}F-FDG（2-^{18}F-2-脱氧-D-葡萄糖）为葡萄糖的类似物。静脉注入人体后进入脑组织，在已糖激酶的作用下磷酸化生成 6-磷酸-FDG，后者不能进一步代谢，而滞留于脑细胞。通过 ^{18}F-FDG PET 显像，可反映大脑生理和病理情况下葡萄糖代谢情况，应用动态采集，还可获得糖代谢的各种速率常数、脑组织葡萄糖代谢率等定量参数。另外，PET 可以借助各种生理性刺激或药物介入完成神经活动状态的检测，在判定药物作用、评价药效、预测副作用等新药研制和开发方面具有重要意义。

大脑皮质摄取 ^{18}F-FDG 很高，其分布决定于脑内组织结构，以及给药前后一段时间内脑的功能状态。灰质结构的摄取明显高于白质。大脑皮层、尾状核、豆状核、丘脑、小脑皮层均表现为明显而清晰的浓聚。脑室部位无明显放射性分布。

【适应证】

1. 病灶的定位诊断与术前评价。
2. 痴呆的诊断（包括早期诊断和痴呆严重程度评价）及鉴别诊断。
3. 脑肿瘤恶性程度分级判断、术前脑功能及预后评价。
4. 治疗后肿瘤复发与放射性坏死或纤维化的鉴别诊断。
5. 转移性脑肿瘤的诊断（全身显像有助于寻找肿瘤原发灶和颅外转移灶）。
6. 脑外伤、脑血管性病变、精神疾病、脑感染性病变（艾滋病、弓形体病等）、药物成瘾及滥用、酗酒等有关脑功能的评价。
7. 锥体外系疾病如帕金森病、亨廷顿病等诊断与病情评价。
8. 脑认知功能的研究。
9. 癫痫术前定位。

【图像采集】

示踪剂 ^{18}F-FDG，静脉给药，使用剂量（2.98 ~ 3.7）MBq/kg。

静脉给药 40 ~ 50min 后开始采集图像。检查前嘱受检者摘除头部佩饰及金属异物等，取仰卧位，自然放松，头部用头托固定。调整床上下位，将受检者头部放置在视野中心，采集期间保持体位不动。图像采集有 PET/CT 采集或者 PET/MR 采集，优先选择 PET/MR。具体参数见表 7-1、表 7-2。

表 7-1　PET/CT 采集参数

CT 部分	管电流	110 ~ 130mAs
	管电压	120kV
	螺距	≤ 1.0
	矩阵	512 × 512
	视野	头颅视野
	扫描方式	螺旋
PET 部分	采集时间	10 ~ 15min
	床位数	1
	矩阵	（128 × 128）~（256 × 256）
	采集方式	3D

表 7-2　PET/MR 采集参数

PET 部分	采集时间	10 ~ 15min
	床位数	1
	矩阵	（128 × 128）~（256 × 256）
	采集方式	3D
MRI 部分	MR 序列配置	T_2WI
		T_2W-FLAIR
		3D T_1WI
		DWI
		ASL-MRI

FLAIR：液体衰减反转恢复；DWI：弥散加权成像；ASL：动脉自旋标记。

【技术要点】

1. 受检者取仰卧位于扫描床上，头部正中矢状层面垂直于扫描床平面并与床面长轴的中线重合，头部置于头托内，下颌内收，使两侧听眦线（OMBL）所在平面垂直于床面，两外耳孔与床面等距，即X线摄影中的标准头颅前后位。

2. 图像信息量是保证图像质量的关键，采集时间不能太短，存在特殊情况如药量偏低时，可选小矩阵，以提高图像信噪比。

3. 头颅图像最能反映PET的分辨率，一定要与受检者沟通好，采集过程中保持不动，避免产生运动伪影，保证分辨率。

4. MR序列可以依据检查目的适当增减或者修改参数，要求操作者必须熟悉各种序列，以及受检者的情况，必要时与医生沟通。

5. 葡萄糖是脑组织的代谢底物，在脑内的峰值时间早于其他组织，采集时间可以早于躯干。

【注意事项】

1. 检查前24h内避免剧烈运动。

2. 检查前禁食4 ~ 6h，可以多饮白开水。

3. 当血糖 > 11mmol/L时，宜重新安排受检者的检查时间。

4. 在注射 ^{18}F-FDG前10 ~ 15min封闭视听，并持续至检查前。

5. 对精神过度紧张的受检者和患儿，检查前可用镇静药。

6. 冬季室外气温低时，受检者须在室内保暖 15min 以上再给药。

7. 孕妇和哺乳期妇女原则上避免 ^{18}F-FDG PET 相关检查。

【PET/MR 扫描还需注意】

1. 预约时确保受检者无 MRI 金属禁忌证。

2. 进入检查室前确认受检者未携带任何金属物品。

3. PET/MR 扫描过程中有较大噪声，提前让受检者佩戴好耳塞，防止听力损伤。

第二节 PET 多巴胺受体、转运蛋白显像

【概述】

受体是一种存在于活体组织内的能与神经递质或相应配体（ligand）特异性结合的蛋白质，是神经细胞间信息传递的主要载体。将放射性核素标记的神经递质或配体引入人活体后，能选择性地与靶器官或组织细胞的受体相结合，通过 PET/CT 或者 PET/MR 显像，显示受体的特定结合位点及其分布、密度、亲和力和功能，称之为神经受体显像（neuroreceptor imaging）。利用脑受体显像，可以在活体内从分子水平显示各种神经受体的分布状态，了解其病理改变，揭示神经精神疾病的病因和发病机制，有助于临床的早期诊断、鉴别诊断、疗效观察、预后判断以及认知功能的研究。

【适应证】

1. **锥体外系疾病** 包括帕金森病（Parkinson’s disease，PD）、亨廷顿病（Huntington’s disease，HD）等。

2. **痴呆** 包括阿尔茨海默病（Alzheimer’s disease，AD）、多发梗死性痴呆、混合性痴呆等。

3. **精神疾患** 包括精神分裂症、情感障碍、抑郁、焦虑等。

【图像采集】

常用显像剂包括：① ^{11}C-raclopride（^{11}C-雷氯必利），多巴胺 D_2 受体显像剂，对中枢神经多巴胺 D_2 受体具有高度的选择性和亲和力，可以在分子水平直观地显示多巴胺 D_2 受体的分布、密度及其变化情况。常用剂量为148～370MBq。② ^{11}C-β-CFT（多巴胺转运蛋白 dopamine transporter，DAT）。常用剂量为148～370MBq。

静脉给药，检查前嘱受检者摘除头部佩饰及金属异物等，取仰卧位，自然放松，头部用头托固定。调整床上下位，将受检者头部放置在视野中心，采集期间保持体位不动。图像采集为PET/CT或者PET/MR采集，优先选择PET/MR。具体参数见表7-3、表7-4。

表7-3 PET/CT采集参数

CT部分	管电流	110～130mAs
	管电压	120kV
	螺距	≤1.0

续表

CT 部分	矩阵	512 × 512
	视野	头颅视野
	扫描方式	螺旋
PET 部分	开始采集时间	① ^{11}C-raclopride 给药后 40min； ② ^{11}C-β-CFT 给药后 50min
	采集持续时间	6 ~ 10min
	床位数	1
	矩阵	（128 × 128）~（256 × 256）
	采集方式	3D

表 7-4　PET/MR 采集参数

PET 部分	开始采集时间	① ^{11}C-raclopride 给药后 40min； ② ^{11}C-β-CFT 给药后 50min
	采集持续时间	10 ~ 15min
	床位数	1
	矩阵	（128 × 128）~（256 × 256）
	采集方式	3D
MRI 部分	MRI 序列配置	T_2W
		T_2W-Flair
		3D T_1W
		DWI
		ASL-MRI
		SWI
		TOF-MRA

SWI：磁敏感加权成像；TOF-MRA：时间飞跃法磁共振血管成像。

【技术要点】

1. 按照X线摄影中的标准头颅前后位摆位。

2. 图像信息量是保证图像质量的关键，^{11}C 的半衰期短，衰减快，采集时间要长于 ^{18}F，建议选取小矩阵，以提高图像信噪比。

3. 开始采集时间很重要，表中是参考时间，本单位最好做一下实验比较，获得最佳时间。

4. MR序列可以依据检查目的适当增减或者修改参数，要求操作者必须熟悉各种序列，以及受检者的情况，必要时与医生商量。

【注意事项】

无特殊注意事项，对精神过度紧张的受检者或患儿，检查前可用镇静药。

【PET/MR 扫描还需注意】

1. 预约时确保受检者无MRI金属禁忌证。

2. 进入检查室前确认受检者未携带任何金属物品。

3. PET/MR扫描过程中有较大噪声，提前让受检者佩戴好耳塞，防止听力损伤。

第三节　PET 癫痫定位显像

【概述】

癫痫灶的准确定位和充分切除是手术成功的关键。

PET/CT 或 PET/MR 显像能反映脑内代谢、血流灌注、氧耗及化学递质、神经受体的改变，对于癫痫的术前定位有较高的应用价值。

【适应证】

癫痫的诊断与术前定位。

【图像采集】

显像剂包括血流灌注与代谢两种：① $^{15}O-H_2O$，血流灌注显像剂，推荐剂量 925MBq；② $^{13}N-NH_3 \cdot H_2O$，血流灌注显像剂，推荐剂量 555～740MBq；③ ^{18}F-FDG，脑组织代谢显像剂，推荐剂量 3.7MBq/kg；④ ^{11}C- 氟马西尼（^{11}C-FMZ），苯二氮䓬受体显像剂，推荐剂量 148～370MBq。

静脉给药，检查前嘱受检者摘除头部佩饰及金属异物等，取仰卧位，自然放松，头部用头托固定。调整床上下位，将受检者头部放置在视野中心，采集期间保持体位不动。图像采集包括动态采集与静态采集两部分，CT 采集参数同前几节，MRI 采集参数同第七章第一节，区别在于：MRI 参数中在保证图像信号噪声比（SNR）的基础上层厚减少到 3mm 左右。具体参数见表 7-5、表 7-6。

表 7-5　动态采集 PET 参数

示踪剂	① $^{15}O-H_2O$；② $^{13}N-NH_3 \cdot H_2O$
开始采集时间	弹丸式注射后即刻
采集频率	2s/帧 ×30 或 1s/帧 ×60
矩阵	128×128
采集方式	3D

表 7-6　静态采集 PET 参数

开始采集时间	^{18}F-FDG 40 ~ 50min；^{11}C-FMZ 20min；^{13}N-NH_3 · H_2O 2min
采集持续时间	5 ~ 10min
床位数	1
矩阵	（128 × 128）~（256 × 256）
采集方式	3D

【技术要点】

1. 动态采集一定要保证弹丸质量，先推注，后松止血带。

2. 各种示踪剂的静态开始时间很关键，涉及图像的质量与诊断。

3. ^{11}C 显像时，其采集持续时间要大于 FDG，因其半衰期短；^{13}N 虽然半衰期更短，但其使用剂量更大。

4. 与受检者沟通好，图像采集期间保持体位不动，避免产生运动伪影，保证分辨率。

5. 发作期显像时，应在受检者癫痫发作后 30s 内完成药物注射，需要提前建立静脉通路。

6. PET/MR 扫描过程中，结构序列，如 T_2-Flair，T_2 序列层厚减少到 3.0mm，可适当增加视野（FOV）或激励次数（NEX）以保证图像 SNR。

【注意事项】

1. 药物诱发癫痫时，缓慢匀速静脉注射贝美格，成人

25mg/min，总量不超过 150mg；儿童总量为（2～3）mg/kg，在发作后 30s 内完成药物注射。

2．^{11}C- 氟马西尼显像时，检查前要求受检者停用苯二氮䓬类药物，检查前 48h 禁饮酒。

3．对精神过度紧张的受检者和患儿，检查前可用镇静药。

4．FDG 显像时，请参照本章第一节 FDG 注意事项。

5．PET/MR 显像时，请参照本章第一节 PET/MR 注意事项。

第四节　SPECT 和 PET 脑血流灌注显像

【概述】

脑血流灌注显像可以通过 SPECT 或者 PET/MR 中的 MRI 实现。在 SPECT 脑血流灌注显像中，静脉注射分子量小、不带电荷且脂溶性高的脑显像剂，如 ^{99m}Tc- 双半胱乙酯（^{99m}Tc-ECD）和 ^{99m}Tc 某些具有小分子、零电荷、脂溶性高的胺类化合物和四配基络合物等可通过正常血脑屏障，被脑细胞所摄取，经代谢后形成非脂溶性化合物，从而能较长时间滞留脑内以满足显像的要求。这类物质在脑内的存留量与局部脑血流量成正比，静脉注射后，通过断层显像设备所获得的局部脑组织的放射性分布即反映了局部脑血流量（regional cerebral blood flow，rCBF）。在 MRI 成像中，脑灌注加权成像（perfusion weighted imaging，PWI）可分为两大类，即使用 MRI 对比剂和不使用对比剂的方法。

大脑额、顶、颞、枕叶皮质（影像上所见宽度约 5～8mm）放射性分布高于白质和脑室部位，即周边放射性浓影。丘脑、基底节、脑干等灰质核团的放射性分布与脑皮质相近且高于白质，呈“岛状”团块浓影。小脑皮质放射性分布亦高于髓质。由于入脑的显像剂和脑的血流灌注量及脑细胞摄取功能成比例，所以，影像上所见的放射性分布高低，反映不同局部脑血流灌注、脑神经细胞功能活跃程度。在 MRI 成像中，顺磁性对比剂动态增强 MR 脑灌注成像（dynamic susceptibility contrast，DSC）常用的参数有：局部脑血容量（regional cerebral blood volume，rCBV）、局部脑血流量（regional cerebral blood flow，rCBF）、局部平均通过时间（regional mean transit time，rMTT）、局部达峰时间（regional time to teak，rTTP），能够提供详细的灌注信息。不使用对比剂的情况下，即动脉自旋标记序列（arterial spin labeling，ASL），信息量少，可以获得脑血流量图。

【适应证】

1. 缺血性脑血管病的诊断、血流灌注和功能受损范围的评价。
2. 评价颅脑损伤后或其手术后脑血流灌注与功能。
3. 评价脑肿瘤的灌注情况。
4. 脑死亡的诊断。

【图像采集】

常用示踪剂是 ^{99m}Tc-ECD，推荐剂量为 740～1 110MBq，静脉给药。

检查前嘱受检者摘除头部佩饰及金属异物等，取仰卧位，自然放松，头部用头托固定。显像采用听眦线（OMBL）作为扫描基线，调节头托使眼外眦和外耳道的连线与地面垂直。调整床上下位，将受检者头部放置在视野中心，采集期间保持体位不动。具体采集参数见表7-7、表7-8。

表 7-7 SPECT 采集

开始采集时间	给药后 20 ~ 30min
准直器	平行孔 LEGP/LEHR
旋转角度	360°
每帧采集角度	3° ~ 6°
每帧采集时间	15 ~ 20s（以总采集时间 25min 为参照）
放大倍数	以靶器官占据视野 80% 为参照适当调整
矩阵	64 × 64 或 128 × 128
能峰	140keV
窗宽	20%

LEGP：低能通用准直器；LEHR：低能高分辨准直器。

表 7-8 MRI 采集

序列名称	
PWI（无对比剂）	ASL 序列，标记延迟时间（1 500 ~ 2 500ms）
PWI（有对比剂）	DSC 序列，平面回波成像，40 期左右

【技术要点】

1. 静脉给药后 20 ~ 60min 期间图像信噪比最佳，一定要在此期间完成采集。

2. 旋转半径要足够小，以保证图像分辨率。

3. 图像信息量是保证图像质量的关键，出现特殊情况如药量偏低时，或受检者不配合需要缩短采集时间时，可选小矩阵，以提高图像信噪比和成像灵敏度。

4. 与受检者沟通好，嘱其采集期间保持体位不动，避免产生运动伪影。

5. 在 PWI（有对比剂）中，先开始 MRI 扫描，确保图像质量没问题后，再注射造影剂，造影剂的注射速度大于 3ml/s，剂量为 0.2ml/kg。

【注意事项】

1. 注射前 30min ~ 1h 嘱受检者空腹口服过氯酸钾 400mg，以封闭甲状腺、脉络丛和鼻黏膜，减少 $^{99m}TcO_4^-$ 的吸收和分泌。

2. 使用 ^{99m}Tc 标记化合物时即便放化纯度 > 90%，但若未使用过氯酸钾封闭脉络丛、鼻黏膜或封闭不够时，有时可见静脉窦轻度显影，特别是鼻黏膜内放射性浓集明显，影响影像的清晰度。

3. 需要时可进行视听封闭半小时，给药前 10min 至采集开始。

4. 为防止头部移位，要用胶带强制固定。对神经或精神症状明显、小儿和不能合作的受检者，应预先给予镇静剂。

5. PET/MR 显像时，请参照本章第一节 PET/MR 注意事项。同时，在进行对比剂增强成像前，注意受检者肾功能，GFR ＜ 30ml/（min · 1.73m^2），应权衡检查，积极预防肾源性系统纤维化（nephrogenic systemic fibrosis，NSF）发生。GFR ＜ 15ml/（min · 1.73m^2）的终末期肾病受检者应禁止该检查。

第八章 循环系统

第一节　SPECT 静息心肌灌注显像

【概述】

心肌细胞可选择性摄取某些碱性阳离子或与之具有相似生物学特性的核素标记化合物，且其摄取量与局部心肌血流灌注量成正比，坏死心肌不摄取，血流灌注受损的心脏区域的心肌摄取减少。根据这一特性，应用 SPECT 对心脏进行断层显像，对冠心病特别是心肌缺血有独特的诊断价值，不仅可直观地观察心脏缺血程度，还可估计病变的范围，从而达到了解心肌供血和心肌细胞功能状态，协助诊断心脏疾病的目的。

通过共配 CT 透射扫描成像可以为 SPECT 采集到的放射性核素图像提供衰减校正，提升诊断准确性。

【适应证】

1. 冠心病、心肌缺血的早期诊断和预后评价。
2. 协助血运重建术［经皮冠状动脉腔内成形术（PTCA）

或冠状动脉搭桥术（CABG）］适应证选择。

3. 心肌缺血治疗（血运重建术、溶栓治疗、药物治疗）疗效监测和评价。

4. 心肌梗死的定位诊断，范围及程度估计。

5. 心肌病和心肌炎的辅助诊断。

【图像采集】

^{99m}Tc-MIBI（锝-99m-甲氧基异丁基异腈）是目前临床常用的心肌灌注显像剂，成人静脉注射剂量为740～925MBq，注射后1.5～2h开始采集图像最佳。

受检者取仰卧位，双臂包头，必要时加固定带进行体位固定。显像参数见表8-1。

表8-1　SPECT/CT静息心肌灌注显像参数

准直器	平行孔LEHR/LEGP
每帧采集时间	20s/帧（高分辨率机型）30s/帧（低分辨率机型）
采集总帧数	30帧（低分辨率机型），60帧（高分辨率机型），（180°采集）
矩阵	64×64或128×128
放大倍数	使心肌图像位于视野中心（1.5左右）
能峰	140keV
窗宽	20%
采集旋转角度	探头从右前斜位45°至左后斜位45°旋转
CT扫描范围	从胸廓入口至膈肌下，包括整个心脏

【技术要点】

1．检查预约时需排除有禁忌证及幽闭恐惧症受检者。

2．注射显像剂后嘱咐受检者可以适当慢慢走动，但不可剧烈运动，否则血流中残余 ^{99m}Tc-MIBI 会出现再分布显像。

3．图像信息量是质量的保证，关注每一位受检者的实际靶器官摄取水平，计数量太低的受检者可适当增加每帧的采集时间。严重的三支病变受检者，由于心肌血流灌注严重受损，心肌实际摄取水平很低，在受检者情况允许的条件下尽可能地增加采集时间。

4．若设备支持，尽可能采用体位跟踪技术，使探头尽可能贴近受检者，以保证图像分辨率。

5．对于脏器异位的受检者，如完全镜像型右位心采集时，若机器旋转类型为滑环设计，采用反方向旋转方式采集，其他条件不变。其他机型采用 360° 旋转方式采集，否则会导致重建信息不足。

6．由于 ^{99m}Tc-MIBI 也是炎症显像剂，因此患有严重胃炎或肠炎的受检者可能出现胃肠道干扰，且很难有效清除。因此，检查前需详细了解受检者病情。若病情需要进行本检查，可考虑在显像剂注射 15 ~ 30min 后开始采集（正常情况下 15min 后显像剂已基本完成在心肌的分布）。如果事后发现胃肠干扰严重，可尝试让受检者食用面包类食品以降低胃肠道的位置。

7．肝脏本底较高的受检者，可以安排受检者多进食脂肪餐、适当运动或适当延长受检者开始采集的时间，避免肝脏对心肌影像重建的干扰。

8. 心肌灌注显像重建，如果采用滤波反投影方法，一般选择巴特沃思（Butterworth）滤波，参数为截止频率 0.35 ~ 0.45。陡度为 5 ~ 7。因为迭代重建影像的分辨率明显高于滤波反投影，所以能用迭代法尽量选用。迭代参数可依据厂家推荐，也可自行摸索。已知迭代次数过多不仅会造成重建时间延长，还会增加重建图像中的噪声。

9. 近年来，新的机型包括含有可以提高图像空间分辨率和灵敏度的图像采集与重建技术，能够实现减半时间或减半剂量采集。

10. 与未经衰减校正的心肌灌注影像相比，使用基于共配 CT 的透射成像和衰减校正可提高心肌灌注成像的诊断准确性。衰减校正有利于心肌灌注的定量成像。但 SPECT 采集的图像与 CT 扫描图像配准错误时，会产生误配伪影。仅满足衰减校正的入门级 CT 图像的优点是具有较低的时间和空间分辨率，与放射性核素扫描的分辨率更具可比性。诊断级 CT 可以快速获取标准多排 CT 的扫描结果，用于衰减校正、冠状动脉钙化评分和冠状动脉 CTA，但与 SPECT 图像的时间和空间分辨率差异较大，误配伪影出现概率相对较高。

【注意事项】

1. 注射 ^{99m}Tc-MIBI 及相似显像剂后 30min 受检查者进食脂肪餐，以减少肝脏放射性干扰。

2. 显像前嘱咐受检者除去宝石或金属的饰物、上衣口袋或内衣内的金属异物。

3. 嘱受检者在检查中保持平稳呼吸和保持体位不要

移动，以减少运动伪影，后续处理图像重建时，要通过正弦图（sinogram）排除存在的已知伪影类型特征后再行后续处理程序。若存在运动伪影，且不能通过程序自动校正，则可尝试手工逐帧修正，效果不佳时建议尝试重新采集。

4. 审核衰减校正配准时，需要在横切面、冠状面和矢状面三个切面分别检查 SPECT 与 CT 是否存在心肌与骨或肺组织错配显像。如果存在，通过在三个切面上分别调整，达到最佳匹配后再生成衰减校正后的 SPECT 断层图像。

第二节 SPECT 负荷试验心肌灌注显像

【概述】

正常冠状动脉具有极强的扩张功能储备。静息状态下正常与狭窄冠脉供血区心肌的血流量差异通常不明显，影响狭窄冠脉供血区的检出。负荷试验（运动或药物）可使正常冠脉扩张、血流量增加，而狭窄冠脉不能相应扩张，从而拉大血流灌注量差异，提高狭窄冠脉供血区的检出率。双嘧达莫负荷显像机制是基于冠状动脉血流储备的概念，即在最大扩张冠状动脉作用下，冠状动脉血流可较静息时增加数倍，双嘧达莫和腺苷等血管扩张剂可使正常无狭窄的冠状动脉最大血流量 / 静息血流量的比值达到 3 ~ 4。有病变的冠状动脉，局部缺血和缺氧导致局部腺苷浓度增加，局部冠状动脉已经处于扩张状态，当静脉注射双嘧达莫时，不能使病变的冠状动脉进一步扩张，而正常冠状动脉血流量明显增加。因此，正常冠状动脉与有病变的冠状动脉的血流量出现差异，当差值大于一定程度时，心肌灌注显像即可有心肌缺血的表现。负荷显像与静息显像相结合，能更好地评价冠状动脉狭窄的血流动力学和心肌细胞功能状态。对冠心病早期诊断、协助治疗方案选择、评估临床疗效和判断预后更有价值。

一、运动负荷试验

【适应证】

1. 冠心病、心肌缺血的早期诊断。
2. 冠心病危险度分级和预后评估。
3. 协助血运重建术（PTCA 或 CABG）适应证选择。
4. 心肌缺血治疗（血运重建术、溶栓治疗、药物治疗）疗效监测和评价。
5. 胸痛的鉴别诊断。

【禁忌证】

1. 急性心肌梗死早期（1 周内）。
2. 高度危险性不稳定型心绞痛，心力衰竭失代偿或控制不良者。
3. 高血压未控制者。
4. 严重的有症状的主动脉瓣狭窄。
5. 急性主动脉夹层。
6. 严重肺动脉高压。
7. 严重的梗阻性肥厚型心肌病。
8. 高度房室传导阻滞。

【运动负荷试验方案】

Bruce 方案：每级运动 3min，运动速率 60r/min，起始负荷 25W，次极量运动负荷试验以受检者年龄最大心率的 85%（220– 年龄）为参照标准。

运动负荷试验终止指标如下：

1．心率达到预期标准。

2．出现典型心绞痛症状。

3．心电图出现阳性结果。

4．出现严重心律失常（如频发室性早搏、短阵室性心动过速等）。

5．血压变化过大。

6．受检者疲劳不能继续。

【图像采集】

显像剂为 ^{99m}Tc-MIBI，运动高峰静脉注射显像剂 740～925MBq，注射后 1～1.5h 开始采集图像最佳。

受检者取仰卧位，双臂抱头，必要时加固定带进行固定。显像参数见表 8-2。

表 8-2　SPECT/CT 负荷试验心肌灌注显像参数

准直器	平行孔 LEHR/LEGP
每帧采集时间	20s/帧（高分辨率机型），30s/帧（低分辨率机型）
采集总帧数	30 帧（低分辨率机型），60 帧（高分辨率机型），（180° 采集）
矩阵	64×64 或 128×128
放大倍数	使心肌图像位于视野中心（1.5 左右）

续表

能峰	140keV
窗宽	20%
采集旋转角度	探头从右前斜位 45° 至左后斜位 45° 旋转
CT 扫描范围	从胸廓入口至膈肌下，包括整个心脏

【技术要点】

1. 请参照静息心肌灌注显像。

2. 负荷介入试验有一定的风险，尤其是运动负荷，要求参与运动负荷试验的技师一定要掌握一些基本的急救知识和方法（急救药物和除颤器的使用），介入实验室内的急救药品必须定期更新和补充，关键时刻能够协助心内科医师完成受检者的急救工作。介入试验的受检者在试验结束后要嘱咐受检者不要远离候诊室，一定先休息一段时间后再活动，候诊室必须安装摄像头以便随时观察受检者情况。

3. 供氧装置必须每天检查，以保证氧气供应正常，对于急性心肌梗死受检者，氧气的供给是重要的保障。

4. 运动负荷试验过程中，受检者的注射部位是无法固定的，为了保证注射的及时和准确，必须事前建立好静脉通道，注射前一定要保证通道畅通。

【注意事项】

1. 运动负荷试验前 24 ~ 48h 受检者停服 β 受体阻滞剂（如普萘洛尔、阿替洛尔），硝酸酯类药物，减慢心率的药物。

2．请参照静息心肌灌注显像。

二、双嘧达莫药物介入负荷试验

【适应证】

1．请参照运动负荷试验。

2．慢性肺部疾病、左束支传导阻滞、急性心肌梗死后期、年老体弱等不能运动的受检者。

【禁忌证】

1．不稳定型心绞痛。

2．急性心肌梗死（48h）。

3．支气管哮喘。

4．氨茶碱过敏。

【药物介入方案】

1．受检者取仰卧位，记录血压、心率及12导联心电图。

2．建立静脉通道，静脉匀速滴注双嘧达莫0.14mg/（kg·min^{-1}），共4min（相当于0.568mg/kg）。

3．3～4min后静脉注射心肌灌注显像剂。

4．双嘧达莫注射过程中，监测心电图，记录心率、血压和观察受检者症状。

5．注射完毕及恢复平稳后均记录心电图。

【图像采集】

请参照运动负荷试验心肌灌注显像。

【技术要点】

1. 双嘧达莫试验中约 40% ~ 50% 受检者有不同程度的副作用，应严格掌握适应证和禁忌证，在试验前必须建立双静脉通道，并且保证通道的畅通。

2. 给药过程中密切注意受检者的症状，检查前准备好氨茶碱（250mg 氨茶碱，10ml 生理盐水），明显症状者，缓慢静脉注射，症状缓解即可停药。

3. 双嘧达莫的扩血管效应发生在静脉注射后 2 ~ 5min，不同的受检者对药物的效应时间会有差异，实验过程中应以受检者出现症状为显像剂注射最佳时间。

4. 其他请参照运动负荷试验心肌灌注显像。

【注意事项】

1. 检查前 48h 停服氨茶碱类药物，检查当天忌服咖啡类饮料。

2. 其他请参照静息心肌灌注显像。

三、腺苷药物介入负荷试验

【适应证】

请参照双嘧达莫药物介入负荷试验。

【禁忌证】

请参照双嘧达莫药物介入负荷试验。

腺苷与窦房结和房室结上的腺苷 A1 受体结合，使窦房结的自律性降低和房室结的传导速度减慢，因此对于有窦房结或房室结病变的受检者慎用。

【药物介入方案】

1．受检者取仰卧位，记录血压、心率及 12 导联心电图。

2．建立静脉通道，静脉匀速滴注腺苷 0.14mg/（kg · min^{-1}），共 6min。

3．3min 末时静脉注射心肌灌注显像剂。

4．腺苷注射过程中，监测心电图，记录心率、血压和观察受检者症状。

5．注射完毕及恢复平稳后均记录心电图。

【图像采集】

请参照运动负荷试验心肌灌注显像。

【技术要点】

1．受检者检查前心电图提示心率过缓，考虑采用其他介入试验方式。

2．腺苷试验中约 75% 受检者有不同程度的副作用，必须严格掌握适应证和禁忌证，在试验前必须建立双静脉通道，并且保证通道的畅通。

3．不同受检者的药物效应时间会有差异，试验过程中应以受检者出现症状为显像剂注射最佳时间。

4．给药过程中密切注意受检者的症状，因其有效半衰期短，停止注射后症状多可自行缓解。

5．腺苷试验的受检者胃肠道显影的概率较大，可以适当推迟开始采集时间。

6．其他请参照运动负荷试验心肌灌注显像。

【注意事项】

1．检查前 48h 停服双嘧达莫及氨茶碱类药物，检查当天忌服咖啡类饮料。

2．其他请参照运动心肌灌注显像。

四、ATP 药物介入负荷试验

【适应证】

请参照腺苷药物介入负荷试验。

【禁忌证】

请参照腺苷药物介入负荷试验。

【药物介入方案】

1．受检者取仰卧位，记录血压、心率及 12 导联心电图。

2．建立静脉通道，静脉均匀滴注 ATP 0.16mg/（kg · min^{-1}），共 5min。

3．3min 末时静脉注射心肌灌注显像剂。

4．ATP 注射过程中，监测心电图，记录心率、血压和观察受检者症状。

5．注射完毕及恢复平稳后均记录心电图。

【图像采集】

请参照运动负荷试验心肌灌注显像。

【技术要点】

1．在试验前必须建立双静脉通道，并且保证通道的畅通。

2．不同的受检者药物的效应时间会有差异，试验过程中以受检者出现症状为显像剂注射最佳时间。

3．给药过程中密切注意受检者的症状，因其有效半衰期短，停止注射后症状多自行缓解。

4．ATP试验的受检者胃肠道显影的概率较大，可以适当推迟开始采集时间。

5．其他请参照运动负荷试验心肌灌注显像。

【注意事项】

1．检查前48h停服双嘧达莫及氨茶碱类药物，检查当天忌服咖啡类饮料。

2．其他请参照运动心肌灌注显像。

第三节　SPECT门控心肌灌注显像

【概述】

与非门控心肌SPECT的不同之处在于：门控心肌SPECT数据采集时，应用心电图（ECG）作为门控信号，在每一个投影角度，每个心动周期采集8～16帧图像，可以在心肌灌注显像的同时实现左心室射血分数（LVEF）及其他心脏功能参数的计算。

【适应证】

1. 请参照心肌灌注显像。

2. 心脏再同步化治疗（CRT）前的起搏装置的定位及治疗后的评价。

3. 心功能参数的测定。

4. 心室壁瘤的鉴别和诊断。

【禁忌证】

参照负荷介入试验心肌灌注显像或静息心肌灌注显像。

【图像采集】

1. 显像剂为 ^{99m}Tc-MIBI，成人静脉注射剂量为 740～935MBq。

2. 受检者取仰卧位，双臂抱头，必要时加固定带固定。显像参数见表 8-3。

表 8-3　SPECT/CT 门控心肌灌注显像参数

准直器	平行孔 LEHR/LEGP
每帧采集时间	20s/帧（高分辨率机型），30s/帧（低分辨率机型）
采集总帧数	30 帧（低分辨率机型），60 帧（高分辨率机型），（180° 采集）
矩阵	64×64 或 128×128
放大倍数	使心肌图像位于视野中心（1.5 左右）
能峰	140keV
窗宽	20%

续表

采集旋转角度	探头从右前斜位45°至左后斜位45°旋转
门控采集间隔	每个心动周期8帧或16帧
CT扫描范围	从胸廓入口至膈肌下，包括整个心脏

【技术要点】

1. 目前门控心肌灌注显像普遍采用8帧门控采集方式，但更高的16帧采集对于评价受检者的心功能结果更精确。部分旧设备软件设计和处理服务器性能上不支持16帧数据的重建。如果不清楚设备功能，可以用模型试验验证一下。每台设备配置的心电门控发生器都有模拟心电接线柱，将心电导联线接在相应的接线柱上，用一个点源即可完成模拟数据的采集。

2. 门控可接受时间窗口的设置要依照具体的临床需求，如临床需要得到射血分数（EF）数据，时间窗口开在20%~30%，以保障结果的准确性。如临床需要其他功能参数（心肌的相位和振幅等信息），建议将时间窗设置为100%，这样可以更真实地反映受检者的心律特征等。

3. 门控分帧方式，计算EF值，采用前向后2/3和后向前1/3的方式。为得到真实的位相和振幅等心脏功能参数，或者为配合电生理治疗疗效的评估，保证数据的真实完整性更重要，门控帧的走向采用100%的前向后分帧方式。

4. 严重心律不齐的受检者不要采用门控采集，因其EF值等定量信息误差很大。电生理治疗评估等特殊需要时可以考虑。

5. 粘贴电极的皮肤应该是清洁干燥的，油脂和皮屑都会影响电信号的传导，用酒精清洁皮肤后应待酒精完全挥发后再粘贴牢固。

6. 检查开始前一定要观察门控发生器上的图形，保证门控信号的触发点位于 QRS 峰上，避免出现在 P 或 ST 峰上。

7. 安装起搏器尤其是起搏心律为主导的受检者，心电门控触发器呈直线信号而不能有效触发采集，可以将电极片的位置远离起搏器安装位置，再尝试采集。

8. 使用 CT 做衰减校正时，尽可能选择放射性透明电极片和 ECG 导联线。如果使用常规电极片和导联线，电极片可粘贴于两臂和右锁骨下肌肉较少区域；导联线尽可能固定于头侧，避免导联线缠绕于心脏水平，减少对衰减校正的干扰。

9. 定量分析软件主要包括西达赛奈医学中心的 Cedars Quantitative Gated SPECT（QGS）、埃默里大学的 Emory Cardiac Toolbox（ECToolbox）、INVIA 公司的 Corridor 4DM。

【注意事项】

请参照心肌灌注检查项目。

第四节 PET 心肌葡萄糖负荷代谢显像

【概述】

正常有氧情况下，脂肪酸 β 氧化代谢是心肌的主要能量来源。空腹时血糖浓度和血浆胰岛素水平低，心肌脂肪酸利用增多；而在进食状态下，血糖升高，血胰岛素水平上调，血中脂肪酸浓度下降，心肌利用葡萄糖氧化供能比例增加。但在心肌缺血（缺氧）的情况下，由于脂肪酸有氧代谢受到抑制，糖酵解增加，故摄取利用葡萄糖相对增加。心肌对葡萄糖的利用取决于血糖浓度、胰岛素水平和心肌本身状态。

【适应证】

1. 冠心病心肌缺血的诊断。
2. 心肌梗死区存活心肌的准确判断。
3. 冠状动脉血运重建术前适应证选择。
4. 心肌病异常代谢的研究与病因探讨。

【图像采集】

显像剂为 ^{18}F-FDG，是葡萄糖的衍生物，在体内的生物学行为与葡萄糖相似。药物注射前应调控受检者血糖水平。受检者空腹，饮水不限，先测试空腹血糖水平，并根据血糖结果给予糖负荷（口服 50 ~ 70g 葡萄糖），30min 后再次测量血糖，最终将血糖水平调控在 7.3 ~ 8.8mmol/L，然后静脉注射 ^{18}F-FDG 148 ~ 296MBq。注射后 40 ~ 60min 在细胞内达到平衡浓度，这就是开始采集时间。血糖水平过高的，可给予适量胰岛素（皮下注射或静脉注射）进行调节。

受检者取仰卧位，双上臂抱头，必要时加固定带进行体位固定。

一般情况下 PET/CT 采集 1 个床位即可，先行定位扫描确定范围，将心脏置于轴向视野的中央，CT 扫描后，再行 PET 扫描。

1. 先行 CT 扫描，参数见表 8-4。

表 8-4　心肌葡萄糖负荷代谢显像 CT 扫描参数

管电流	60 ~ 100mAs；若仅作衰减校正 20mAs 左右
管电压	120kV
螺距	≥ 1.0
矩阵	512 × 512

2. 再行 PET 采集，参数见表 8-5。

表 8-5　心肌葡萄糖负荷代谢显像 PET 扫描参数

每床位采集时间	5 ~ 8min
采集总床位数	1
矩阵	（128 × 128）~（256 × 256）

【技术要点】

1. 对于无糖尿病的受检者，早晨可以适当清淡饮食，根据血糖水平适当给予 50 ~ 70g 葡萄糖口服，如血糖水平过高，可静脉注射 1 ~ 2 个单位的胰岛素进行调节。

2. 对于糖尿病受检者必须严格禁食，并于检查前间隔 1h 分别服用两粒阿昔莫司类药物。

3. 糖尿病受检者如初测血糖过高，也必须首先口服 15 ~ 30g 葡萄糖，30min 后根据血糖情况逐步给予静脉注射胰岛素进行调节，并根据受检者平时的胰岛素用量给予适当的单位胰岛素进行静脉注射，每30min监控测试受检者的血糖水平，当血糖水平呈明显的下降趋势时，可以注射显像剂。

4．由于糖尿病受检者的细胞平衡浓度会较正常人有所延长，所以糖尿病受检者的开始显像时间可作适当延长，如1.5～2h。

5．给药剂量严格控制在148～296MBq，同时保证足够的采集时间以避免周围组织本底过高影响图像质量。

6．由于调整血糖使用了胰岛素，个别受检者会因为胰岛素反应较慢，出现胰岛素累积效应而发生低血糖，因此在调糖的过程中一定要密切注意受检者的状况，一旦出现低血糖现象，立刻补充50g葡萄糖水可迅速缓解。

【注意事项】

1．血糖水平影响心肌摄取 ^{18}F-FDG，最好给予糖负荷，待血糖浓度至7.3～8.8mmol/L再注射显像剂。

2．给药后受检者安静休息，避免过多运动造成肌肉摄取 ^{18}F-FDG，干扰心肌影像。

3．寒冷季节注意保暖，避免肌肉颤动造成肌肉过多摄取 ^{18}F-FDG。

第五节 PET心肌灌注显像

【概述】

$^{13}N-NH_3$ PET/CT显像能快速准确反应心肌的血流灌

注状况，正常心肌放射性分布均匀，无明显放射性稀疏缺损。PET/CT 有较高的时间分辨力和准确的衰减校正，所以能够定量测定冠状动脉血流。采用短半衰期的示踪剂，可以在短时间内重复心肌灌注 PET 显像，获得静息态和药物负荷等不同状态下的心肌血流量，从而评价内皮细胞功能以及冠状动脉的血流储备功能。

【适应证】

同 SPECT 心肌灌注显像。

【图像采集】

常用显像剂为 $^{13}N\text{-}NH_3$（氨）；半衰期约 10min，推荐剂量 555 ~ 740MBq，静脉给药。

受检者取仰卧位，双上臂抱头，必要时加固定带进行体位固定。一般情况下 PET/CT 采集 1 个床位即可，先行定位扫描，将心脏置于轴向视野的中央，CT 扫描后，再行 PET 扫描。详细采集参数见下表。

1. 先行 CT 扫描，参数见表 8-6。

表 8-6 心肌灌注显像 CT 扫描参数

管电流	60 ~ 100mAs；若仅作衰减校正 20mAs 左右
管电压	120kV
螺距	≥ 1.0
矩阵	512 × 512
视野	小
扫描方式	螺旋

2. 再行 PET 采集，参数如表 8-7。

表 8-7 心肌灌注显像 PET 扫描参数

开始采集时间	注药后 2min
采集持续时间	8 ~ 10min
总床位数	单视野即可，需要时增加
矩阵	（128 × 128）~（256 × 256）
床位重叠	25% ~ 30%
采集方式	3D

【技术要点】

1. 根据定位图像严格定位，保证心脏在视野内。

2. 注药前做好图像采集的一切准备，保证能按时采集。

3. 如若需要定量数据，则要弹丸式注射，并立即启动动态采集，2s/帧，采集 30 帧，然后再接着以上静态采集。

4. 需要与心肌代谢图像融合时，两次采集一定用相同的矩阵。

5. 根据初步的重建图像，利用后滤波技术改善图像质量，以期达到最佳的视觉效果。

【注意事项】

受检者无特殊准备，可以适当地多饮水，加速示踪剂的排泄。

第六节 SPECT 核素心室造影

一、首次通过法核素心室造影

【概述】

经肘静脉弹丸式注射不被肺毛细血管截留的放射性药物，记录显像剂顺序流经大血管、心脏各腔室全过程，可提供心脏、大血管的形态、血液流向。经计算处理生成肺和心脏的时间 - 活度曲线，可获得肺通过时间，心室分流以及左、右心室功能参数。

【适应证】

1. 先天性心脏病的诊断，判断心内分流的位置和分流方向以及分流量。

2. 心脏瓣膜疾病的辅助诊断，二尖瓣、主动脉瓣狭窄与关闭不全等。

3. 测定右心功能及肺动脉高压。

4. 心室功能评价。

【图像采集】

受检者取仰卧位，双上臂抱头，必要时加固定带进行体位固定。

常用显像剂为 ^{99m}Tc-RBC、^{99m}Tc-DTPA、^{99m}Tc-MIBI；成人给药剂量为 740 ~ 925MBq。静脉弹丸式注射后，同时启动采集程序。显像参数见表 8-8。

表 8-8 SPECT 核素心室造影显像参数

准直器	平行孔 LEHR 或 LEGP
采集时间	0.05s/帧 ×440（右心功能）或 1.0s/帧 ×20
矩阵	64×64 或 128×128
放大倍数	通用型探头建议 1.5 左右
能峰	140keV
窗宽	20%
探头位置	水平朝下

【技术要点】

1. 选择右肘静脉进行弹丸式注射，快速注入示踪剂后立即松解止血带并抬高手臂。

2. 弹丸式注射质量要高，判断“弹丸”质量方法如下。

（1）目测法：正常人上腔静脉影像应在注射后 6s 消失。

（2）半定量测定法：由上腔静脉的时间 - 活度曲线计算的曲线半高宽（FWHM）应小于 1.5s，否则应考虑“弹丸”不合格，必要时重做检查。

3. 使用 ^{99m}Tc-RBC 作为示踪剂时，可以将首次通过法和平衡法相结合。或使用 ^{99m}Tc-MIBI 作为示踪剂时，可同时获得心功能和心肌灌注的情况。

【注意事项】

1. 不宜直接用高锝酸盐（$Na^{99m}TcO_4$）作为显像剂，如必须应用时，需要显像前 1h 口服过氯酸钾 400mg，以封闭甲状腺。

2. 显像前嘱咐受检者除去项链等佩饰、上衣口袋内的金属异物等。

二、平衡法门控核素心室造影

【概述】

能在血液循环内存留较长时间而不逸出血管的血池显像剂在血液循环中混合均匀、达到平衡状态后，心室腔内显像剂放射性的变化代表了血容量变化。利用受检者自身的心脏电生理信号（心电图R波）作为触发信号，将心电R-R间期划分为若干（16～32）相等时相，启动图像采集程序，获得一个心动周期内的连续动态图像，至下一个R波出现时，再重复上述过程。一般采集300～400个心动周期，并将相同时相的图像叠加，组成一个满足统计学要求的心脏收缩、舒张过程连续动态图像。利用感兴趣区（ROI）技术分别勾画左（右）心室，获得时间-活度曲线（心室容积曲线），经计算机处理，获得左（右）心室的各项功能参数。

【适应证】

1. 心室功能评价（负荷或静息状态）。
2. 冠心病早期诊断及心功能评价。
3. 心室壁瘤诊断。
4. 心脏疾病临床治疗疗效评价。
5. 监测心血管受检者药物或介入性治疗前后心功能的改变。

【图像采集】

常用显像剂为 ^{99m}Tc-RBC、^{99m}Tc-人血清白蛋白（^{99m}Tc-HSA），其给药方法分别如下：

^{99m}Tc-RBC 体内标记法：先给受检者静脉注射亚锡焦磷酸盐（PYP）1～2支（按每千克体重氯化亚锡20g计算），20min后静脉注入 $^{99m}TcO_4$ 洗脱液740～925MBq，20～30min后开始检查。

^{99m}Tc-RBC 体外标记法：先从受检者肘静脉抽取血液5～10ml（肝素抗凝），加入亚锡焦磷酸盐瓶中，混合静置30min后，再加入 $^{99m}TcO_4$ 洗脱液，混合后静置15min，用无菌无热源生理盐水洗涤去掉游离 ^{99m}Tc，所得 ^{99m}Tc-RBC 再静脉注入受检者。

^{99m}Tc-人血清白蛋白（^{99m}Tc-HSA）：^{99m}Tc-HSA 在血液内滞留时间较短，临床应用受到限制。近年来，采用 ^{99m}Tc 标记 DTPA 偶联 HAS（DTPA-HAS）方法，其血液清除率降低且稳定，应用效果与体内标记红细胞相似。

其图像采集方法分为静息与负荷两种。

1. **静息方式** 给受检者连接心电电极，连接门控装置，观察心电信号显示是否良好；受检者仰卧位，探头常规采用前后位、30°～45°左前斜位（以分清左、右血池为准）、70°左前斜位采集，必要时可加用其他体位。采集参数见表8-9。

表8-9 SPECT 静息采集参数

准直器	平行孔 LEHR 或 LEGP
R-R 分帧	16～32 帧

续表

矩阵	64×64 或 128×128
放大倍数	通用型探头建议 1.5 左右
能峰	140keV
窗宽	20%
探头角度	前位、左前斜位 30°~45°、左前斜位 70°
采集结束方式	预置 400~600 个心动周期或采集总计数 5 000k~8 000k

2．**负荷试验**　静息心血池显像后，还可进行负荷显像以评估心功能储备。运动负荷或药物负荷均可，其方案由医生确定。负荷试验和显像过程中必须监测血压、心率、心电图，其常规体位取左前斜 30°~45°，在负荷达到预定要求时开始采集，采集条件与静息采集相同。

【技术要点】

1．保证受检者的心电导联接触良好，心电图 R 波清晰。

2．左前斜位采集定位时，使左、右心室达到最佳分隔的角度。为满足 EF 数据的需求，门控接收窗口最好开在 20%~30% 之间，R-R 分帧采用 32 帧，采用前向后 2/3 和后向前 1/3 的方式。

3．前位和左前斜 70° 主要用于位相和振幅等功能参数的分析，R-R 分帧采用 16 帧，门控帧的走向采用 100% 的前向后分帧方式，门控接收窗口设置为 100%。

4．检查开始前一定要观察门控发生器上的图形，保证门控信号的触发点位于 QRS 峰上，避免出现在 P 或 ST 峰上。

5．安装起搏器的受检者，可能会导致心电图峰呈直线而无法产生触发信号，可以将电极片的贴放位置远离起搏器安装位置，可能会有效果。

【注意事项】

1．体内标记红细胞时，亚锡焦磷酸盐的静脉注射必须选用单独的静脉通道，否则引起标记率下降。

2．体内标记红细胞时，静脉注射亚锡焦磷酸盐后间隔约 20min 后注射 $^{99m}TcO_4$，间隔时间太短或太长均会降低红细胞标记率。

3．显像前嘱咐受检者除去项链等佩饰、上衣口袋内的金属异物等，在显像过程中受检者保持平稳呼吸并保持体位不动。

4．负荷试验采集过程中要密切观察受检者情况。

第七节　SPECT 门控断层核素心室造影

【概述】

与非断层核素心室造影的不同之处在于：断层门控核素心室造影数据采集时，断层数据可以实现心功能的定量分析，避免了平面影像的心房和心室重叠问题，一次投影，每个心动周期可采集 8～16 帧图像。

【适应证】

1. 定量分析右心功能。
2. 其他同平衡法核素心室造影。

【图像采集】

显像剂及剂量请参照平衡法核素心室造影。受检者取仰卧位，双上臂抱头，必要时加固定带进行体位固定。成像参数如表 8-10。

表 8-10　SPECT 门控断层核素心室造影采集参数

准直器	平行孔 LEHR/LEGP
每帧采集时间	20s/帧（高分辨率机型）或 30s/帧（低分辨率机型）
采集总帧数	30 帧（低分辨率机型）或 60 帧（高分辨率机型），（180 度采集）
矩阵	64 × 64 或 128 × 128
放大倍数	通用型探头建议 1.5 左右
能峰	140keV
窗宽	20%
采集旋转角度	右前斜位 45° 至左后斜位 45° 旋转
每心动周期分帧	8 或 16 帧

【技术要点】

1. 参照门控断层心肌灌注显像。
2. 重建过程中需要针对整个心脏进行重建，因此断层方向上有别于门控心肌断层。

3．重建后的断层数据需要特定的软件配合才能实现定量处理。

【注意事项】

请参照平衡法核素心室造影。

第八节　SPECT放射性核素静脉显像

【概述】

自静脉远端注入的放射性核素显像剂，随静脉血流沿向心端方向依次通过小、中、大静脉血管，了解静脉走行、通畅情况。下肢静脉有深、浅两组，之间有丰富的交通支相连，在近心端适度结扎止血带阻断浅静脉，远心端静脉注射的显像剂可经深静脉回流，显示深静脉各段的走行、通畅情况。

【适应证】

1．先天性静脉发育异常，如双上腔静脉，大静脉异位引流等。

2．大静脉闭塞症，如上腔静脉阻塞综合征，下腔静脉阻塞综合征（如布-加综合征）等。

3．肺动脉血栓栓塞症寻找血栓来源。

4．肢体水肿病因的诊断和鉴别诊断，如下肢深静脉血栓形成。

【禁忌证】

仅了解静脉通畅情况的静脉显像无明确禁忌证。如需采用 ^{99m}Tc-MAA（锝-99m-聚合白蛋白）检测下肢静脉血栓，则有过敏史和严重肺功能不全者禁用。

【图像采集】

常用显像剂为 ^{99m}Tc-RBC、^{99m}Tc-DTPA、^{99m}Tc-MIBI，成人给药剂量为 740～925MBq。如需同时探测下肢静脉血栓以及肺栓塞，则用 ^{99m}Tc-MAA，成人给药剂量为 111～148MBq。

给药方法与途径：检查部位的远端静脉注射给药，双侧注射时使用同等剂量的显像剂两份。探测下肢静脉血栓时，双侧足背静脉同时注射给药。

1．上腔静脉显像

（1）探头对位贴近胸壁，视野包括胸骨上切迹上方 3cm 处和两侧上臂。

（2）取 2ml 注射器 2 支，各抽取显像剂 $^{99m}TcO_4$ 370MBq/（0.5～0.8ml）。在双肘关节上方结扎止血带，选取贵要静脉穿刺，穿刺点尽量靠近止血带，弹丸式注射显像剂后，双侧同时松开止血带，开始动态采集。采集参数见表 8-11。

表 8-11　SPECT 上腔静脉显像采集参数

准直器	平行孔 LEHR/LEGP
采集帧率	0.5～1.0s/帧，共采集 6～8s

续表

矩阵	64 × 64 或 128 × 128
放大倍数	1.0
能峰	140keV
窗宽	20%

2．上肢、锁骨下及上腔静脉显像

（1）探头贴近胸壁。

（2）双手背静脉穿刺，同时、同速弹丸式注射显像剂后，双侧同时松开止血带，立即启动采集。采集参数见表8-12。

表 8-12　SPECT 上肢、锁骨下及上腔静脉显像采集参数

准直器	平行孔 LEHR/LEGP
采集方式	全身显像
扫描速度	30cm/min
扫描长度	60cm
能峰	140keV
放大倍数	1.0
窗宽	20%

3．下腔静脉显像

（1）将探头贴近腹部，视野上缘在乳头水平位置（包括部分左室），于剑突左旁及脐旁做阳性体表标志。

（2）于受检者腹股沟股静脉内快速注射 $^{99m}TcO_4$ 370MBq/ml。采集参数见表8-13。

表 8-13　SPECT 下腔静脉显像采集参数

准直器	平行孔 LEHR/LEGP
采集帧率	0.5 ~ 1.0s/帧，共采集 20 ~ 30s
矩阵	64 × 64 或 128 × 128
放大倍数	1.0
能峰	140keV
窗宽	20%

4．下肢静脉显像及深静脉探测

（1）受检者仰卧，探头置于双下肢之上，探测距离以不妨碍探头移动至胸部为宜。

（2）取 10ml 注射器 2 支，各抽取显像剂 $^{99m}TcO_4$ 148MBq/5ml。在双侧踝关节上方结扎止血带，双侧足背静脉穿刺，同时、同速推注显像剂后，止血带保持结扎状态，立即启动采集。第一次采集结束后松开止血带，再重复采集一次，可观察下肢浅静脉情况。采集参数见表 8-14。

表 8-14　SPECT 下肢静脉显像及深静脉探测

准直器	平行孔 LEHR/LEGP
采集方式	全身显像
扫描速度	30cm/min
扫描长度	依据受检者实际身高设定
放大倍数	1.0
能峰	140keV
窗宽	20%

【技术要点】

1．为保证动态显像“弹丸”质量，弹丸式注射时，止血带一定要扎紧。

2．下肢深静脉显像双侧足背静脉穿刺时，止血带的捆扎力度一定要适度，既要保证扎紧浅静脉，又要避免深静脉被扎住，实际操作中可能不好掌控力度，也可以采用机械表头血压袖带捆绑双腿踝关节，加压至 40mmHg。

3．下肢深静脉显像液可采用双泵的输液泵自动注射方式注射显像剂。

【注意事项】

1．如果预计短时间内需重复检查，应选择血液清除迅速显像剂如 ^{99m}Tc-DTPA/EC。

2．有过敏史和严重肺功能不全者禁用 ^{99m}Tc-MAA。

3．上腔静脉显像，一般不用 ^{99m}Tc-MAA，以免肺影干扰上腔静脉影像。

第九章
消化系统

第一节　SPECT 胃食管反流显像

【概述】

胃食管反流系指食管下端括约肌不适当弛缓或经常处于松弛状态等功能障碍，引起胃内容物反流回食管的表现。口服食管和胃黏膜不能吸收的酸性显像剂入胃后，上腹部加以不同的压力，同时对胃和食管下段进行连续动态显像，根据食管下段是否出现放射性及其与压力的关系判断有无胃食管反流及反流程度。

【适应证】

1. 诊断引起胃灼热和反酸的原因。
2. 诊断反流性食管炎。
3. 婴幼儿不明原因呕吐。
4. 胃大部切除术后并发症。
5. 小儿反复吸入性肺炎的病因。
6. 慢性肺部感染原因。

【禁忌证】

食管与气管瘘受检者。

【图像采集】

成人常用的显像剂为 ^{99m}Tc-SC（^{99m}Tc-硫胶体）或 ^{99m}Tc-DTPA（^{99m}Tc-喷替酸）制成的酸性显像剂，内含150ml 果汁、150ml HCl（0.1mol/L）、11.1～37MBq ^{99m}Tc-SC 或 ^{99m}Tc-DTPA 的混合液。禁食 4h 以上，在腹部绑缚带压力装置的腹带，并配置血压计的充气胶囊，连接血压计。3min 内服完含显像剂的混合液，再服 15～30ml 清水以去除食管内残余放射性，服完显像剂后 10～15min 开始采集。

婴幼儿检查时将 ^{99m}Tc-SC 或 ^{99m}Tc-DTPA 加入牛奶中，牛奶量按 40ml/kg 计算，活度 7.4～11.1MBq。经鼻饲入胃，并拔出鼻饲管，5～10min 开始采集。

对疑有吸入性肺炎以及寻找慢性肺部感染原因的受检者，则在睡觉前给药，次日凌晨采集。

视野包括食管和胃，受检者取仰卧位，行前位显像。采集参数见表 9-1。

表 9-1　SPECT 胃食管反流显像采集参数

准直器	平行孔 LEHR/LEGP
矩阵	64×64 或 128×128
能峰	140keV
窗宽	20%

续表

成人采集方案	使用充气腹带逐级加压至 0、2、4、6、8、10、12、13.3kPa，每级加压后采集 30s
儿童采集方案	2min/帧连续采集 1 小时，然后 2～4h 内间断采集静态图像若干次
睡前给药次日采集方案	常规静态采集

【技术要点】

1. 显像剂的制备及用量应严格统一，体积要在 300ml 以上。

2. 要求受检者在 3min 内服完。

3. 服完显像剂后一定要再服 15～30ml 清水，以去除食管内残留的显像剂。

4. 显像前先观察食管部位有无残留放射性，若有则再饮几口水，直至无明显放射性。

5. 充气腹带要逐级加压，双人配合，一人负责床旁加压，另一人配合加压后启动采集，直至完成。

6. 勾画食管部位感兴趣区（ROI）时，每帧胃轮廓要尽量一致。

【注意事项】

1. 食管气管瘘受检者禁忌此项检查。

2. 需要禁食 4h 以上。

3. 整个服药及显像过程，时刻注意显像剂溢出污染。

第二节　SPECT 胃排空显像

【概述】

将不被胃黏膜吸收的放射性显像剂标记的食物摄入胃内，经胃的蠕动传送而有规律地将其从胃排入肠腔，用 SPECT 连续记录在此过程中胃的影像和胃区放射性计数下降的情况，计算出胃排空时间，以反映胃的运动功能。这是在生理状态下准确了解胃排空功能常用的方法，是诊断胃动力障碍的“金标准”。

【适应证】

1．胃正常生理功能的评价。

2．胃排空障碍原因的探查。

3．药物及手术治疗的疗效观察和随访。

【图像采集】

显像剂制备方法如下所述。

1．固体食物的制备　取 37 ~ 74MBq ^{99m}Tc-SC 或 ^{99m}Tc-DTPA，加入 120g 鸡蛋中搅匀，在油中煎炒至固体状，夹入两片面包中备用。有条件时，也可采用 ^{99m}Tc-SC 或 ^{99m}Tc- 植酸钠（^{99m}Tc-Phy）标记鸡肝。

2．液体食物的制备　取 37 ~ 74MBq ^{99m}Tc-SC 或 ^{99m}Tc-DTPA，加入 300ml 5% 葡萄糖（糖尿病受检者用生理盐水）中混匀备用。

3．半固体食物的制备　取三乙烯四胺聚苯乙烯树脂（TETA 树脂）250mg 与 $^{99m}TcO_4^-$ 混合，加生理盐水至

5ml，振荡 10min，获得 ^{99m}Tc-TETA 树脂，然后与 50g 麦片、2g 食盐配制成的麦片粥混匀备用，总体积 300ml。

受检者取仰卧位，使胃和大部分小肠位于探头视野中。每个时间点的采集，均同时作前位像和后位像，然后取平均值。采集参数见表 9-2。

表 9-2　SPECT 胃排空显像采集参数

准直器	平行孔 LEGP/LEHR
采集体位	前位和后位
每帧采集时间	60s
采集频率	餐后 5min，10min，15min，20min 各采 1 帧，此后 1 帧 /15min 至 2h，若放射性计数尚未下降 50%，可继续延长观察时间
矩阵	128 × 128 或 256 × 256
能峰	140keV
窗宽	20%

【技术要点】

1. 试餐的制备应规范统一。

2. 在两次采集之间的间歇期，允许受检者适当走动，但每次显像的体位必须一致，必要时可以在体表做标记。

3. 进食开始立即计时，要求 5min 内吃完，液体食物应尽快喝完，服完试餐后开始采集。

4. 勾画 ROI 时，每帧胃轮廓要尽量一致。

5. 探头尽可能贴近受检者，以保证图像分辨率。

6. 与受检者沟通好，采集图像时尽可能保持体位不动。

【注意事项】

1．胃内固体食物的排空速度与液体食物不同，固体 - 液体混合食物与单纯一种食物的胃排空速度也不同，为适合不同类型食物检测的需要而建立了液体食物胃排空、固体食物胃排空以及固体 - 液体混合食物胃排空测定法等。通常液体食物胃排空检查对隐匿异常的检出敏感性不如固体食物胃排空检查法，所以，如果仅做一种食物的胃排空测定，应采取固体食物胃排空检查。只要条件允许，建议采用固体 - 液体混合食物胃排空测定法。

2．要求受检者在 5min 内吃完标记食物。做固体 - 液体混合食物胃排空检查时，先食用固体食物，后服液体食物。

3．受检者服用显像试餐时应避免溢出，以防污染。

4．受检者停用胃动力药物 1～2 周（药物疗效观察者除外），检查前禁食至少 8h。

第三节　SPECT 消化道出血显像

【概述】

人体红细胞被 ^{99m}Tc 标记后（体内或体外法标记）或静脉注射 ^{99m}Tc 标记胶体后，将较持久地保留在血液中。正常状态下，胃肠壁含血量少基本不显影，如果肠壁有出血灶，显像剂从肠壁黏膜处逸出进入肠道，形成该部位放射性浓聚，从而可对胃肠道出血做出诊断并可大致定位。

目前，使用放射性核素 ^{99m}Tc 标记红细胞显像对不明原因消化道出血受检者出血点进行定位已经成为公认的有效手段之一。尽管红细胞的标记可以分为体外和体内两种方法，考虑到临床的实用性，体内标记法已被普遍应用。^{99m}Tc 标记红细胞消化道出血显像是一种灵敏度高和特异性强的诊断方法，在出血率低达 0.1ml/min，出血量达到 2 ~ 3ml 时就可以被检测到，而血管造影术只有在出血率达到 1.0ml/min 或以上时才可检测到出血。

【适应证】

1. 寻找消化道出血（尤其是下消化道出血）的出血灶。
2. 肠黏膜炎症或溃疡性出血。
3. 胃肠道血管破裂性出血，异物刺伤，血管畸形，手术等。
4. 应激性黏膜溃疡出血。
5. 外伤性脏器破裂出血。
6. 胃肠肿瘤出血。
7. 胆道出血。

【图像采集】

1. **体内标记红细胞显像法** 将亚锡焦磷酸盐（PYP）按 0.1 ~ 0.2mg/kg 溶于生理盐水，静脉注入受检者体内，20min 后静脉注射 185 ~ 370MBq $^{99m}TcO_4^-$ 溶液，体积均不超过 1ml，前者的 Sn^+ 将 ^{99m}Tc 还原而标记成功。受检者取仰卧位，视野包括全腹部（包括剑突至耻骨联合），静脉给药，给药后立即启动采集程序，采用先动态后静态采集。采集参数见表 9-3。

表 9-3 SPECT 消化道出血体内标记红细胞显像法采集参数

准直器	平行孔 LEGP/LEHR
矩阵	动态：64×64 或 128×128。静态：256×256 或 128×128
能峰	140keV
窗宽	20%
动态采集	2～5min/帧
静态采集	每 5～10min 采集一帧，300k～500k/帧
总采集时间	共采集 60min，如仍为阴性，怀疑慢性间歇性出血，可于 24h 内多次延迟显像，以提高检出阳性率

2．^{99m}Tc 标记 SC 或植酸钠显像法　推荐剂量 185～370MBq。受检者取仰卧位，视野包括全腹部（包括剑突至耻骨联合），静脉给药，给药后立即启动动态采集程序。采集参数见表 9-4。

表 9-4 SPECT 消化道出血 ^{99m}Tc 标记 SC 或植酸钠显像法采集参数

准直器	平行孔 LEGP/LEHR
矩阵	动态：64×64 或 128×128；静态：256×256 或 128×128
能峰	140keV
窗宽	20%
动态采集	第一时相：2s/帧 ×30；第二时相：60s/帧 ×16
总采集时间	动态采集结束后，根据观察结果延迟至 60min 即可

【技术要点】

1. 探头尽可能贴近受检者，以保证图像分辨率。

2. 与受检者沟通好，采集图像时保持体位不动。

3. 体内标记红细胞显像法时，对于未发现出血灶的受检者，应延迟显像至 24h，这就要求适当提高注射药物活度。

4. 延迟显像时，每次采集时间间隔不宜过长，以免漏掉病灶。

5. 怀疑出血点与脏器重叠时，可加采侧位像或断层图像，如条件允许，SPECT/CT 融合图像可使定位更精确。

6. 检查过程中要观察受检者的临床表现及生命体征。

7. 体内标记红细胞显像法时，对于间歇性消化道出血，应嘱受检者在有便意或出血征象时立即来科行延迟显像。

8. 延迟显像时应记录显像时间以方便医生查看。

9. 适当延长动态显像中单帧显像时间、增加单帧图像计数有助于提高出血点检出率。

【注意事项】

1. 出血量少的受检者，检查前停止用止血药。

2. 提高标记率，游离 $^{99m}TcO_4^-$ 过多可能导致误诊。

3. 对于婴幼儿受检者，需家长陪同配合检查。

4. 嘱咐受检者自觉不适时要及时告诉医生。

第四节　SPECT 异位胃黏膜显像

【概述】

正常胃黏膜具有快速摄取高锝酸盐（$^{99m}TcO_4^-$）的特性，异位的胃黏膜同样具有这种特性。静脉注射 $^{99m}TcO_4^-$ 后，异位胃黏膜可以很快聚集 $^{99m}TcO_4^-$，从而形成放射性浓聚灶而被探测。异位胃黏膜主要发生在巴雷特食管、部分梅克尔憩室和小肠重复畸形中。前者好发于食管下端，多由于长期胃食管反流，刺激食管上皮化生所致；后两种为好发于空肠、回肠段的先天畸形。异位胃黏膜亦具有分泌胃酸和胃蛋白酶的功能，可引起炎症溃疡和出血，本项检查的阳性结果同时具有定位和提示病因的意义。

【适应证】

1. 下消化道出血疑有梅克尔憩室和小肠重复畸形受检者。
2. 小儿下消化道出血病因筛查。
3. 小儿慢性腹痛病因诊断。
4. 肠梗阻或肠套叠疑与梅克尔憩室或小肠重复畸形有关的受检者。
5. 不明原因的腹部包块。
6. 成人食管疾患的鉴别诊断。

【图像采集】

显像剂为 $^{99m}TcO_4^-$ 淋洗液，成人推荐剂量 370MBq，小儿酌减（3.7MBq/kg，但不少于 37MBq），外周静脉给药，不宜口服。

受检者取仰卧位，食管显像视野以剑突为中心；肠道病变时视野范围从剑突到耻骨联合。常规采集前位像，需要时加左、右侧位像。推注药物后 3 ~ 5min 启动采集程序，动态采集或静态采集均可。采集参数见表 9-5。

表 9-5 SPECT 异位胃黏膜显像采集参数

准直器	平行孔 LEGP/LEHR。
矩阵	动态：128 × 128 或 64 × 64；静态：256 × 256 或 128 × 128
能峰	140keV
窗宽	20%
动态采集	5min/帧 × 6，60min 时再采集一帧
静态采集	0、5、10、30、60min 进行，500k ~ 1 000k/帧
总采集时间	动态采集 60min；静态采集总观察时间为 60 ~ 120min；食管显像可于病灶显示后，饮水 200 ~ 300ml；重复显像

【技术要点】

1. 开始采集时间不可迟于给药后 5min。
2. 腹内病灶性质或位置难定时，可加做侧位像。
3. 采集视野要足以包括可疑病变范围。
4. 探头尽可能贴近受检者，以保证图像分辨率。
5. 与受检者沟通好，采集图像时尽可能保持体位不动。

【注意事项】

1．受检者于检查前禁食禁水4h以上。

2．婴幼儿检查应避免因尿污染造成的假阳性，检查时需要家长陪伴。由于常用镇静药水合氯醛会阻止 $^{99m}TcO_4^-$ 的吸收，应避免使用。确需镇静者可选用苯巴比妥钠注射液5～10mg/kg，最大量100mg，显像前30min肌内注射。

3．宜在患儿便血停止后做此项检查。

第五节　SPECT放射性核素肝胆动态显像

【概述】

静脉注射能被肝细胞摄取并经胆道排泄的放射性药物，通过近似于处理胆红素的过程，将其分泌入胆汁，继而经由胆道系统排泄至肠道。动态显像可观察药物被肝脏摄取、分泌、排出至胆道和肠道的过程，了解肝胆系的功能和形态结构。

【适应证】

1．肝胆功能的辅助评价。

2．肝胆系手术如肝移植、胆道-肠道吻合术（鲁氏Y形吻合）等术后的疗效观察和随访。

3．先天性胆道闭锁和婴儿肝炎综合征的诊断和疗效观察。

4．诊断胆总管囊肿等先天性胆道异常。

5．异位胆囊的确定。

6．肝细胞癌、肝腺癌、肝局灶性结节增生的诊断。

7．诊断十二指肠胃反流。

8．诊断急性胆囊炎，鉴别诊断慢性胆囊炎。

9．鉴别诊断肝外胆道梗阻和肝内胆汁淤积（梗阻性黄疸和肝细胞性黄疸）。

【图像采集】

常用显像剂包括：① ^{99m}Tc 标记的乙酰苯胺亚氨二醋酸类化合物，如 ^{99m}Tc-EHIDA、^{99m}Tc-Mebrofenin 和 ^{99m}Tc-DISIDA；② ^{99m}Tc 标记的吡哆氨基类化合物，如 ^{99m}Tc-PMT。推荐使用剂量 370 ~ 740MBq。

受检者禁食 4 ~ 12h，检查前 6 ~ 12h 停用对奥狄括约肌有影响的麻醉剂。

受检者取仰卧位，以剑突、脐连线中点作为显像中心，静脉给药。动态采集方案采集参数见表 9-6，静态采集方案采集参数见表 9-7。

表 9-6　SPECT 放射性核素肝胆动态显像动态采集方案采集参数

准直器	平行孔 LEGP/LEHR
矩阵	128 × 128 或 64 × 64
能峰	140keV
窗宽	20%
采集方法 1	注射后即刻采集，第一时相：1s/帧 ×60。第二时相：60s/帧 ×59。共 60min
采集方法 2	注射后即刻采集，第一时相：2s/帧 ×60，第二时相：30s/帧 ×80；共 42min；用于了解肝脏血流灌注和功能

续表

采集方法 3	注射后即刻采集，30s/帧 ×60；共 30min；用于了解肝脏功能
采集方法 4	注射后 60min 开始采集，30s/帧 ×130；共 65min；在采集开始后 3min，口服液体脂肪餐（1min 内服完），可以了解胆囊排泄功能情况

表 9-7　SPECT 放射性核素肝胆动态显像静态采集方案采集参数

准直器	平行孔 LEGP/LEHR
矩阵	256×256 或 128×128
能峰	140keV
窗宽	20%
每帧计数	500k～1 000k
采集方法 1	给药后 5min、10min、15min、20min、30min、60min、6h、必要时 24h 各 1 帧，用于小儿黄疸鉴别
采集方法 2	给药后 5、10、15、20、30、60min 各 1 帧；脂肪餐后或胆囊收缩素后 60min 再采集 1 帧，采取定时方式采集，定时时间与注射后 60min 时的采集时间一致，主要用于胆囊收缩率检查
采集方法 3	给药后 5min 开始采集，每间隔 5min 采集 1 帧，至 60min

【技术要点】

1. 探头尽可能贴近受检者，以保证图像分辨率。

2. 与受检者沟通好，采集图像时保持体位不动。

3. 禁食时间过长或使用完全性静脉营养者可能造成假阳性，检查前 30～60min，应缓慢（4min 以上）注射 sincalide（人工合成八肽胆囊收缩素），以促进胆囊收缩，最大限度地降低胆囊不显影的假阳性。

4. 高度怀疑急性胆囊炎而胆道排泄正常但 45 ~ 60min 胆囊持续不显影者，缓慢（大于 1min）静脉注射 0.04mg/kg 吗啡。必要时，常规显像结束前（动态采集 60min 后或注射吗啡后 30min）采集右侧位和左前斜位影像；必要时进行 2 ~ 4h 甚至 24h 延迟显像，必要时选用吗啡介入试验。

5. 胆总管梗阻、胆管狭窄等须在 18 ~ 24h 做延迟显像，先天性胆道闭锁与重症婴儿肝炎综合征常难以鉴别。

6. 因胆红素对显像剂产生竞争抑制作用，血清胆红素浓度高可使肝胆显影不清晰，影响黄疸受检者的鉴别诊断，应特别注意。

7. 检查前 6 ~ 12h 应停用对奥狄括约肌有影响的麻醉药物。

8. 根据临床需要与鉴别诊断需求加做侧位、斜位或断层采集。

【注意事项】

1. 受检者按照要求严格禁食。

2. 新生儿检查时避免粪便和尿液污染，检查时需要家长陪伴。

第六节　SPECT 唾液腺显像

【概述】

唾液腺显像是了解唾液腺摄取、分泌、排泄功能及有无占位性病变的常用的方法。唾液腺小叶内导管上皮细胞具有从血液中摄取和分泌 $^{99m}TcO_4^-$ 离子的功能，静脉注射的 $^{99m}TcO_4^-$ 随血流到达唾液腺，被小叶内细胞从周围毛细血管中摄取并积聚于腺体内，并在一定的刺激下分泌出来，随后逐渐分泌到口腔，依此可进行唾液腺显像。

【适应证】

1. 唾液腺摄取功能亢进或低下的诊断。
2. 唾液腺占位性病变的鉴别诊断。
3. 唾液腺导管阻塞、异位唾液腺、移植唾液腺的诊断和疗效观察。

【图像采集】

静脉注射 $^{99m}TcO_4^-$ 洗脱液 185～370MBq，静态采集方案采集参数见表 9-8，动态采集方案采集参数见表 9-9。

表 9-8　SPECT 唾液腺显像静态采集方案采集参数

开始采集时间	分别于给药后 5、10、20、40min 进行采集
采集方位	前后位和左、右侧位
每帧总计数	300k～500k
矩阵	256×256 或 128×128
准直器	平行孔 LEGP
能峰设定	140keV
能窗设定	20%

表 9-9　SPECT 唾液腺显像动态采集方案采集参数

给药方式	静脉弹丸式注射
开始采集时间	弹丸式注射后立即
采集方位	前后位
每帧时间及帧数	第一时相：2s/帧 ×30。第二时相：60s/帧 ×25。共 26min，保持体位不变的情况下，于采集结束前 5min 舌下含服维生素 C 300～500mg，直至采集结束
矩阵	128×128 或 64×64
准直器	平行孔 LEGP
能峰设定	140keV
能窗设定	20%

【技术要点】

1．探头尽可能贴近受检者，保持左右侧位采集时的探头与受检者距离的一致性。

2．受检者体位要摆正，否则影响影像对称性判断。

3．与受检者沟通好，采集图像时保持体位不动，否则影响时间 - 活度曲线的生成。

4．受检者切勿服用过氯酸钾溶液，扫描视野要包括部分甲状腺，以便定位参考。

5．左、右侧位成像时间要与前位像的所用时间一致，保证图像的可比性。

【注意事项】

1．受检者无须特殊准备。

2. 需要判断腮腺的分泌功能和导管有无阻塞时，常规成像后嘱受检者舌下含服维生素C 300 ~ 500mg，唾液腺分泌后漱口清洗口腔，然后再显像。

3. 怀疑唾液腺占位性病变时，于给药前30min皮下注射硫酸阿托品0.5mg，可以抑制唾液腺分泌，减少口腔内的放射性干扰。

4. 动态采集用于了解唾液腺的血流灌注情况。

第十章
呼吸系统

第一节　SPECT 肺灌注平面显像

【概述】

肺毛细血管直径约为 10μm，故静脉注射大于肺毛细血管直径（10～60μm）的放射性蛋白颗粒后，随血流进入右心，与肺动脉血混合均匀，一过性暂时嵌顿在肺毛细血管前小动脉和毛细血管床内，其在肺内的分布与肺动脉血流分布成正比。因此，体外显示肺内放射性分布并进行肺显像可反映肺内各部血流分布情况，故称为肺血流灌注显像。当肺动脉血管出现狭窄或栓塞时，该血管辖区的肺动脉血流减少或消失，放射性颗粒不能随血流进入该区域，则在肺影像的相应区域出现放射性分布稀疏或缺损。

【适应证】

1．肺动脉血栓栓塞症的诊断与疗效判断。

2．肺叶手术适应证选择及术后残留肺功能预测。

3．慢性阻塞性肺部疾病（COPD）受检者肺减容手术适应证选择、手术部位和范围确定。

4. 肺动脉高压或右心负荷增加及先天性肺血管病变受检者的评价。

5. 怀疑全身性疾病（胶原病、大动脉炎等）累及肺血管者。

6. 判断成人呼吸窘迫综合征（ARDS）和COPD受检者，肺血管受损程度与疗效判断。

7. 观察各种肺部疾患对肺血流影响的程度与范围，为选择治疗方法及疗效观察提供帮助。

【禁忌证】

1. 严重肺动脉高压、肺血管床极度受损的受检者应慎用或禁用。

2. 有过敏史的受检者皮试阳性禁用。

【图像采集】

显像剂为 ^{99m}Tc-标记大颗粒聚合人血清白蛋白（^{99m}Tc-MAA），颗粒直径 10 ~ 60μm。成人常用剂量一般为 111 ~ 185MBq，含蛋白颗粒 20万 ~ 70万粒，平均35万粒，注射体积≥ 1ml。采集参数见表10-1。

表 10-1　SPECT 肺灌注平面显像采集参数

准直器	平行孔 LEHR/LEGP
每帧计数	500k ~ 800k
采集体位	前后位（ANT）、后位（POST）、左侧位（LL）、右侧位（RL）、左后斜位（LPO）和右后斜位（RPO）以及左前斜位（LAO）和右前斜位（RAO）

续表

矩阵	256×256 或 128×128
放大倍数	1.0
能峰	140keV
窗宽	20%

【技术要点】

1. 如果是为了诊断肺栓塞，通常采用仰卧位静脉注射；如检查是否有肺动脉高压血流分布图像时，可采用坐位注射。

2. 如同时检测下肢深静脉血栓，可采用双足背浅静脉结扎注射给药方法。

3. 检查前询问过敏史，严重过敏史原则上不做此项检查，病情需要者必须做皮试。皮试液配制方法：取 0.1ml^{99m}Tc-MAA 溶液加至 10ml 生理盐水瓶中混匀，用皮试针取 0.1ml 于前臂皮内做皮试注射，观察 15min 无阳性反应者可继续进行肺灌注显像。

4. 静脉注射要尽量避免抽回血，以免回血与显像剂凝成较大团块阻塞肺小动脉。

5. 对一侧肺缺如、肺叶切除或已知肺血管床明显受损者，注射颗粒数要相应减少。

6. 对于上腔静脉闭塞的受检者，一定要采用下肢或足背给药的方式注射显像剂。

【注意事项】

1. 检查前给予受检者吸氧 10min，可以避免因肺血管痉挛所造成的假阳性。

2．检查室中备有氧气和急救药品。

3．标记后的 ^{99m}Tc-MAA 一般要在 4h 内使用，否则会降解失效。

4．儿童按 2 ~ 3MBq/kg 计算用药量，并相应减少颗粒数量。

5．^{99m} Tc-MAA 为悬浮液，抽药时和注射前需振荡摇匀。

6．注射 ^{99m}Tc-MAA 后 1min 内嘱受检者缓慢深呼吸。

第二节　SPECT 肺灌注断层显像

【概述】

提供比平面显像更清晰的肺三维结构血流灌注影像。

【适应证】

请参照肺灌注平面显像。

【禁忌证】

请参照肺灌注平面显像。

【图像采集】

显像剂同肺灌注平面显像。受检者取仰卧位，双臂抱头。采集参数见表 10-2。

表 10-2　SPECT 肺灌注断层显像采集参数

准直器	平行孔 LEHR/LEGP
每帧采集时间	5 ~ 10s
每帧采集角度	6° ~ 10°
采集旋转角度	360°
矩阵	64 × 64 或 128 × 128
放大倍数	1.0
能峰	140keV
窗宽	20%

【技术要点】

请参照肺灌注平面显像。

【注意事项】

请参照肺灌注平面显像。

第三节　SPECT 门控肺灌注断层显像

【概述】

常规肺灌注平面或断层显像存在着肺组织随呼吸运动的重叠伪影，伪影较明显，尤其是肺底部。利用呼吸过程中的某一特定时相作为门控采集的触发信号，将呼吸周期分为若干个时相进行采集，即可得到呼吸周期中与特定时相对应的一系列静止影像。该方法一方面减少了影像的失真，另一方面可对这一系列影像进行连续快速的电影显示，并可对肺脏整体和局部血流灌注进行定量分析。

【适应证】

请参照肺灌注平面显像。

【禁忌证】

请参照肺灌注平面显像。

【图像采集】

显像剂同肺灌注平面显像。受检者取仰卧位，双臂抱头，探头尽量贴近胸部。采集参数见表10-3。

表10-3　SPECT门控肺灌注断层显像采集参数

准直器	平行孔 LEHR/LEGP
每帧采集时间	5～10s
呼吸周期分帧数	10帧
每帧采集角度	6°～10°
采集旋转角度	360°
矩阵	64×64或128×128
放大倍数	1.0
能峰	140keV
窗宽	20%

【技术要点】

请参照肺灌注平面显像。

【注意事项】

1. 请参照肺灌注平面显像。
2. 采集过程中嘱受检者平稳呼吸。

第四节 SPECT 首次通过肺灌注平面显像

【概述】

利用肺动脉的循环时间来反映肺动脉的压力及阻力情况，根据显像剂在肺内达到平衡的时间与肺动脉压力成正比的原理，通过时间 - 放射性计数曲线来反映肺动脉压力变化情况。

【适应证】

肺动脉高压或右心负荷增加及先天性肺血管病变受检者的评价。

【禁忌证】

有过敏史和严重肺功能不全者禁用。

【图像采集 】

显像剂为 ^{99m}Tc-MAA，颗粒直径 10 ~ 60μm。成人常用剂量一般为 185 ~ 222MBq，含蛋白颗粒 20 万 ~ 70 万粒，平均 35 万粒，注射体积 0.6 ~ 0.8ml。

受检者取平卧位，保证探头视野覆盖全肺。肘静脉弹丸式注射显像剂，推注后再松开止血带，并立即启动采集程序。采集参数见表10-4。

表10-4　SPECT首次通过肺灌注平面显像采集参数

准直器	平行孔LEHR/LEGP
每帧采集时间	1s
采集总帧数	60帧
采集体位	前后位（AP）
矩阵	128 × 128
放大倍数	1.0
能峰	140keV
窗宽	20%

【技术要点】

请参照肺灌注平面显像。

【注意事项】

请参照肺灌注平面显像。

第五节　SPECT肺通气平面显像

【概述】

肺通气显像是将放射性气体或气溶胶经呼吸道吸入双肺，其在肺内分布与肺通气量成正比。通过体外显像，显示双肺各部位放射性分布及动态变化影像，可估价肺局部通气功能及气道通畅情况。应用气溶胶显像，还可对支气管黏膜纤毛廓清机能、肺上皮细胞通透性等进行评估。

【适应证】

1. 与肺灌注显像配合鉴别诊断肺栓塞和肺阻塞性疾病。

2. 与肺灌注显像配合综合评价肺功能。

3. 肺实质性疾病的肺通气功能评估，指导治疗、评估预后和观察疗效。

4. 阻塞性肺疾病的诊断与病变部位确定。

【图像采集】

常用药物为放射性气溶胶以及 ^{99m}Tc-Technegas 锝气体。

1. 放射性气溶胶，如 ^{99m}Tc- 喷替酸（^{99m}Tc-DTPA）溶液。用气溶胶雾化器雾化为直径＜ 10μm 的颗粒（3～10μm 的颗粒沉积于细支管，1～3μm 的颗粒可达肺泡），一次吸入的气溶胶颗粒在肺内沉积约 5%～10%。

将 740～1 480MBq ^{99m}Tc-DTPA 溶液注入雾化器后再推注 1～2ml 生理盐水，保持雾化室内药液体积为 3～4ml，控制氧气流量为 8～10L/min，使其充分雾化，经过过滤，产生雾粒大小合适的气溶胶。嘱受检者尽可能多地吸入气溶胶雾粒，吸入时间约为 8～10min。

2. ^{99m}Tc-Technegas 锝气体，由于其颗粒小且更为均匀，故中央气道沉积较少，肺组织显像质量更优，显像方法与前者基本相同。

将比活度＞ 370MBq/0.14ml 的 $^{99m}TcO_4^-$ 注入锝气体

发生器的石墨坩埚内，在封闭的氩气环境下通电加温至2 500℃，气化成锝气体。受检者吸入3～5口锝气体即可。采集参数见表10-5。

表10-5 SPECT肺通气平面显像采集参数

准直器	平行孔LEHR/LEGP
每帧计数	400k～600k
采集体位	前位（ANT）、后位（POST）、左侧位（LL）、右侧位（RL）、左后斜位（LPO）和右后斜位（RPO）以及左前斜位（LAO）和右前斜位（RAO）
矩阵	256×256或128×128
放大倍数	1.0
能峰	140keV
窗宽	20%

【技术要点】

1. 同时行肺通气和肺灌注显像时，矩阵、放大倍数等采集参数应保持一致，同一体位采集时，探测距离应保持一致。

2. 受检者体位在肺通气操作和肺灌注的注射时应保持一致，对疑诊原发性肺动脉高压者，因肺灌注需要采用坐位注射，所以肺通气也应采用坐位方式通气。

【注意事项】

1. 受检者吸入显像剂前要进行慢节奏深呼吸训练。

2. 为保证雾化质量，操作者要确保放射性药物全部注入雾化室内。

3．操作者随时观察受检者，确保呼吸动作正确。应嘱受检者避免吞咽动作，以免放射性气溶胶进入上消化道，影响图像质量。

4．受检者完成吸入药物后需戴好口罩，以免显像时污染探头。

第六节 SPECT 肺通气断层显像

【概述】

提供比平面显像更清晰的肺三维结构通气功能影像。

【适应证】

请参照肺通气平面显像。

【图像采集】

显像剂同平面肺通气平面显像。受检者取仰卧位，双臂抱头。采集参数见表 10-6。

表 10-6 SPECT 肺通气断层显像采集参数

准直器	平行孔 LEHR/LEGP
每帧采集时间	15 ~ 20s
每帧采集角度	6° ~ 10°
采集旋转角度	360°
矩阵	64 × 64 或 128 × 128

续表

放大倍数	1.0
能峰	140keV
窗宽	20%

【技术要点】

请参照肺通气平面显像。

【注意事项】

1. 请参照平面肺通气平面显像。
2. 采集过程中嘱受检者平稳呼吸。

第十一章
泌尿系统

第一节　SPECT 肾动态显像

【概述】

肾动态显像是利用放射性药物和检查设备对肾脏、输尿管和膀胱进行动态显像的检查技术，是泌尿系统疾患的常规核医学检查技术。该检查包括肾血流灌注显像和肾功能动态显像两部分，可以对双侧肾脏的总肾和分肾功能进行定量分析、了解肾脏血流灌注和双上尿路引流情况。

静脉弹丸式注射显像剂，腹主动脉上段显影后 2 ~ 4s 双肾可见显影，随后肾影逐渐清晰，双肾大小对称、形态完整、显像剂分布均匀，腹主动脉影逐渐变淡。血流灌注曲线表现为双肾区放射性计数快速上升到峰值，其后快速下降到一定水平，形成显著的灌注峰，双侧血流灌注峰幅度基本一致。肾脏血流灌注显像后，肾影逐渐增浓，2 ~ 4min 肾影最清晰，双肾形态完整，放射性分布均匀，此后肾实质影逐渐消退，肾盂、肾盏逐渐出现显像剂分布，输尿管不显影或隐约显影，膀胱逐渐显影并变浓变大。20 ~ 40min 肾影基本消退，大部分显像剂排入膀胱。

应用计算机感兴趣区技术对图像进行处理，获得时间 - 放射性计数曲线（即肾图）。通过对影像和曲线的分析，得到肾血流灌注、肾脏的功能状态和上尿路的排泄情况。同时应用计算机软件分析肾脏早期显像剂聚集的程度，可获得肾小球滤过率和有效血浆流量等指标。为临床提供肾脏血供、实质功能（肾小球滤过功能或肾小管分泌功能）和上尿路引流状况等方面的信息。

【适应证】

1. 综合了解肾脏的位置、大小、功能性形态。
2. 总肾和分肾功能评价与监测。
3. 上尿路引流情况的评估。
4. 协助诊断及鉴别诊断肾血管性高血压。
5. 移植肾术后监测。
6. 肾外伤者，观察肾脏血运及有无尿漏的发生。

【图像采集】

常用显像剂分两类：①肾小球滤过型，^{99m}Tc- 喷替酸（^{99m}Tc-DTPA）。主要经肾小球滤过，不被肾小管重吸收和分泌，反映肾小球的滤过功能。成人剂量为 185 ~ 740MBq，儿童为 7.4MBq/kg，体积<1ml。②肾小管分泌型，^{99m}Tc- 双半胱氨酸（^{99m}Tc-EC）、^{99m}Tc- 巯基乙酰基三甘氨酸（^{99m}Tc-MAG$_3$）和 ^{131}I- 邻碘马尿酸（^{131}I-OIH）。显像剂大部分经肾小管分泌，少部分经肾小球滤过，但不被肾小管重吸收，主要反映肾小管的分泌功能。^{99m}Tc-EC 和 ^{99m}Tc-MAG$_3$ 成人剂量为 185 ~ 370MBq，儿童为 3.7MBq/kg，体积<1ml。

^{131}I-OIH 使用剂量为 9.25 ~ 11.1MBq，注射体积＜1ml，采用高能平行孔型准直器，能峰为 364keV。

受检者正常饮食，检查前 30 ~ 60min 饮水 300 ~ 500ml，获得充分水化，检查前排空膀胱以减少泌尿系中的压力。检查结束后嘱受检者多饮水多排尿，减少显像剂对膀胱的辐射。

受检者取坐位或仰卧位，探头尽量靠近受检者，常规采集后位影像，若为移植肾或异位肾则取仰卧位，同时采集前位及后位影像。显像视野应包括肾脏和膀胱，将肾脏置于显像视野的中上部分。

经肘静脉弹丸式注射显像剂，按压穿刺部位并迅速抬高注射侧上肢，同时启动采集程序。采集分为两个时相进行，即肾血流相与肾功能相。采集参数见表 11-1。

表 11-1　SPECT 肾动态显像采集参数

准直器	平行孔 LEGP 或 LEHR
矩阵	64 × 64 或 128 × 128
能峰	140keV
窗宽	20%
肾血流相	1 ~ 2s/帧，采集时间 60s
肾功能相	15 ~ 60s/帧，采集时间 20min

若有上尿路引流不通畅、肾积水或肾脏不显影等情况，可以在动态采集结束后 30 ~ 60min，加做 1min 延迟静态显像，了解肾脏影像后期的变化情况。采集参数见表 11-2。

表 11-2　SPECT 肾动态延迟静态显像采集参数

准直器	平行孔 LEGP 或 LEHR
矩阵	64×64 或 128×128
放大倍数	1.0
能峰	140keV
窗宽	20%
采集时间	60s

图像处理：根据计算机工作站自带的处理程序要求，输入受检者的性别、年龄、身高、体重、肾脏深度、显像剂类型等信息，分别勾画腹主动脉、双肾轮廓的感兴趣区（ROI），经图像处理工作站自动处理后得到肾脏的血流灌注影像及血流灌注曲线、功能动态影像、肾图曲线等参数。

【技术要点】

1. 肾动态显像应与肾动脉造影及肾盂造影相隔 48h 以上。

2. 显像剂的放化纯度必须合格。

3. 确保受检者检查前准时、足量饮水，出汗较多时，或饮水时间超过 1h，嘱受检者适当增加饮水量。

4. 静脉弹丸式注射质量问题　可以观察肾血流灌注曲线，和在采集结束后观察注射部位是否有异常放射性滞留，以评价弹丸式注射质量。

5. 采集视野范围包括肾脏及膀胱，肾脏位于探头视野中上部。

6. 采集过程中嘱咐受检者保持体位不移动，保持呼吸平稳。

7. 进行移植肾检测时，受检者取仰卧位，行前位采集。

8. 如果不要求计算 GFR，建议采用肾小管分泌型显像剂。

【注意事项】

1. 检查前核实受检者信息、检查项目及使用药品，如果信息不符应立即停止检查并查明原因。

2. 询问受检者是否有过敏史和对碘酊、放射性药物、造影剂等的不良反应史。

3. 建立详细的受检者信息及放射性药物使用信息。

4. 对怀孕或哺乳期的受检者，征求医生意见，慎重检查。

5. 着宽松袖口服装便于弹丸式注射；去除腰腹部的金属及紧身束带等物品。

6. 防止婴幼儿检查中排尿污染仪器。

7. 如果受检者不能配合应采取镇静措施，穿刺困难受检者应提前建立静脉通道。

第二节　SPECT 肾小球滤过率测定

【概述】

单位时间内从肾小球滤过的血浆容量（ml/min）称为肾小球滤过率（GFR）。^{99m}Tc-DTPA 主要由肾小球滤过，肾小管不分泌也不重吸收，肾脏对 ^{99m}Tc-DTPA 的摄取率与 GFR 成正比。通过测定肾摄取示踪剂的放射性计数或不同时相血液中示踪剂的放射性活度，应用相应的数学公式可计算出 GFR，显像法能提供左右分肾的 GFR 和双肾总 GFR，因此可以根据其被清除的速度和数量计算 GFR。GFR 是反映肾小球功能的灵敏指标，其改变早于外周血肌酐、尿素氮的改变，可作为判断肾功能受损程度、选择治疗方法、观察疗效及监测移植肾术后功能的客观指标。

【适应证】

1. 提供总肾和分肾肾小球滤过功能的定量指标。
2. 各种肾病的肾功能判断与疗效观察。
3. 移植肾术后监测。

【图像采集】

常用显像剂：^{99m}Tc-DTPA。成人使用剂量为 185～740MBq，儿童为 7.4MBq/kg，体积＜1ml。

受检者正常饮食，检查前 30～60min 饮水 300～500ml，以获得充分的水合作用，显像前排空膀胱以减少泌尿系中的压力。

受检者取仰卧位或坐位，后位采集。

1. **测定注射器的放射性药物计数** 于受检者给药前及图像采集后，分别测定注射前针管内放射性药物总计数和注射后针管内药物残留计数，将注射器放置在距离探头中心 30cm 的支架上，测定其放射性计数，采集参数见表 11-3。

表 11-3 注射器放射性计数采集参数

准直器	平行孔 LEGP 或 LEHR
矩阵	64×64 或 128×128
放大倍数	1.0
能峰	140keV
窗宽	20%
采集时间	20～60s

2．采集肾脏时相　肘静脉弹丸式注射显像剂，同时启动采集程序，行连续肾动态采集，分为两个时相进行，即肾血流灌注相及肾功能相。采集参数见表 11-4。

表 11-4 SPECT 肾小球滤过率测定采集参数

准直器	平行孔 LEGP 或 LEHR
矩阵	64×64 或 128×128
放大倍数	1.0
能峰	140keV
窗宽	20%
肾血流相	1～2s/帧，采集时间 60s
肾功能相	15～60s/帧，采集时间 20min

3．测量肾脏深度　肾脏深度变化会引起 GFR 的偏差，计算机自带的图像处理程序是根据标准体型正常受检者的参数，采用经验公式来估算的肾脏深度。对于体型异常的受检者，或肾脏位置、形态发生变化的受检者，估算

的肾脏深度会有误差。应结合影像校正肾脏深度，方法包括：①用CT或者B超测量肾脏深度；②采集SPECT侧位影像测量肾脏深度。采集参数见表11-5。

表11-5 SPECT肾脏侧位影像采集参数

准直器	平行孔LEGP或LEHR
矩阵	64×64或128×128
放大倍数	1.0
能峰	140keV
窗宽	20%
采集时间	30～60s

4. **图像处理** 根据计算机工作站自带的处理程序要求，输入受检者的性别、年龄、身高、体重、肾脏深度等信息，分别勾画腹主动脉、双肾轮廓及本底的感兴趣区（ROI），经图像处理工作站自动处理后得到肾脏的血流灌注影像及血流灌注曲线、功能动态影像、肾图曲线及GFR值等。本底ROI的勾画要选择在肾脏外下方，一般取月牙形，避免过高或过低，也要避免勾画到体外区域。

【技术要点】

1. 检查前48h，停服利尿药物，停止行肾动脉造影及静脉肾盂造影检查。

2. ^{99m}Tc-DTPA放化纯度必须达标，否则会影响测定GFR值。

3. 注射器放射性药物计数的测量严格按要求操作，

显像剂的活度应符合规范要求。

4. 弹丸式注射质量是准确定量 GFR 的保证，数据采集结束后可以根据肾血流灌注曲线观察，或观察注射部位是否有异常放射性滞留，以评价弹丸式注射质量。

5. 如有血管外渗漏，会影响定量准确性，将注射点与注射后的针管一起测量，可以减少误差。

6. 测定移植肾 GFR 时，受检者应取仰卧位，探头贴近髂窝的移植肾部位，最好应用影像方法测定肾脏深度。

7. 正确勾画双肾轮廓和本底是获得准确 GFR 值的基础。肾脏 ROI 勾画需包括完整肾脏，本底 ROI 勾画是在双肾外侧下缘勾画新月形本底区，需避开肝脏、脾脏、腹主动脉、输尿管等器官。

8. 其余参考肾动态显像技术要点。

【注意事项】

1. 检查前核实受检者信息、检查项目及使用药品，如果信息不符应立即停止检查并查明原因。

2. 准确记录受检者的年龄、身高、体重、肾脏深度及放射性药物等信息，便于计算肾功能定量参数。如有影像学测量的肾脏深度，可以进行更准确的参数校正。

3. 其余参考肾动态注意事项。

第三节　SPECT 肾有效血浆流量

【概述】

肾有效血浆流量（ERPF）系指单位时间内流经肾单

位的血浆流量。通常采用肾小管分泌型显像剂进行测量，显像剂绝大部分经肾小管分泌，但不被肾小管重吸收，故主要反映肾小管的分泌功能。

肾小管分泌型显像剂经静脉注射后随血流进入肾循环，一次流经肾脏时几乎被完全清除，这便是肾脏对该显像剂的最大清除率。因为只清除了流经肾脏血液的显像剂，因此通过测定显像剂的最大清除率可以计算出单位时间流经肾脏的血浆量，即为有效肾血浆流量。

【适应证】

1．测量总肾和分侧肾肾小管的有效血浆流量，判断肾小管的功能。

2．各种肾病的肾功能判断与疗效观察。

3．移植肾术后监测。

4．如果不要求计算 GFR，建议采用肾小管分泌型显像剂。

【图像采集】

常用显像剂为肾小管分泌型显像剂：^{99m}Tc-EC 和 ^{131}I-OIH，其中 ^{99m}Tc-EC 显像效果好，成人使用剂量为 185 ~ 370MBq，儿童为 3.7MBq/kg；^{131}I-OIH 曾是经典的肾小管分泌型显像剂，目前已很少使用，其成人使用剂量为 9.25 ~ 11.1MBq。注射体积＜1ml。

图像采集选用 SPECT 配备的 ERPF 程序。使用 ^{99m}Tc-EC 时，受检者准备、采集体位、给药方式、图像采集参数同肾小球滤过率测定。使用 ^{131}I-OIH 时，采用高能平行孔型准直器，能峰为 364keV，其余同肾小球滤过率测定。

图像处理与肾小球滤过率测定基本相同。

【技术要点】

同肾小球滤过率测定。

【注意事项】

同肾小球滤过率测定。

第四节 SPECT 利尿介入肾功能检查

【概述】

利尿剂介入肾动态试验主要用于非梗阻性尿路扩张与机械性上尿路梗阻的鉴别诊断。非梗阻性尿路扩张者，肾盂张力降低，尿流速率减慢，进入扩张尿路的显像剂不易排出而滞留，注射利尿剂后短时间内尿量明显增加，可加速扩张尿路中显像剂的排出，原扩张部位的影像迅速减淡缩小，肾图曲线明显改善。而机械性尿路梗阻受检者，注射利尿剂后虽然尿量增加，但因梗阻未解除，显像剂无明显消退，肾动态影像和肾图曲线无改善，甚至可出现显像剂继续浓聚，肾图曲线进一步上升的情况。

【适应证】

1. 梗阻性肾盂积水与非梗阻性肾盂积水的鉴别诊断。
2. 肾盂积水手术后的疗效观察。
3. 随访单纯肾盂扩张。

【图像采集】

常用显像剂为^{99m}Tc-DTPA，成人使用剂量185～370MBq，体积<1ml。

利尿剂通常选用呋塞米，其利尿作用迅速，静脉缓慢注射后，一般在2min开始起效，15～20min达利尿高峰。呋塞米用量为成人40mg，也可按0.5mg/kg给药；儿童按1mg/kg给药，最高不超过20mg。

根据注射利尿剂的时间有三种方法：

1．F+20法　注射显像剂后15～20min，观察到肾盂有明显的显像剂聚集时注射利尿剂，然后再继续采集20min，该方法一次成像可分别了解介入前后的尿路通畅情况，临床最为常用。

2．F–15法　在注射显像剂前15min注射呋塞米，一般用于二次法，在常规肾动态显像发现有尿路梗阻时采用此方法，优点是开始显像时利尿剂已达到作用高峰，可缩短显像时间。

3．F+0法　利尿剂与显像剂同时静脉注射，避免了两次静脉注射。

受检者正常饮食，检查前30～60min饮水300～500ml，以获得充分的水合作用，显像前排空膀胱以减少泌尿系中的压力。

受检者取仰卧位或坐位，后位采集。采集参数见表11-6。

表 11-6　SPECT 利尿介入肾功能检查采集参数

准直器	平行孔 LEGP 或 LEHR
矩阵	64 × 64 或 128 × 128
放大倍数	1.0
能峰	140keV
窗宽	20%
肾血流相	1 ~ 2s/帧，采集时间 60s
肾功能相	15 ~ 60s/帧，采集时间 20 ~ 40min

【技术要点】

1. 保证按时足量的饮水，避免血容量不足，使肾脏无法充分滤过。

2. 怀疑梗阻性肾积水的受检者坐位采集比仰卧位采集更利于诊断。

3. 注射利尿剂后，至少采集双肾影像 20min。

4. 检查前排空膀胱，避免检查中膀胱过度充盈影响检查，或造成显像剂滞留的假象。

5. 采集完成后可要求受检者再次排空膀胱并采集静态图像，以鉴别是否因体位改变引起梗阻。

6. F–15 法须间隔 1d 时间，减少残留放射性的干扰。

7. 如在介入检查过程发生不良反应，应及时通知医生进行对症处理。

8. 单纯利尿剂介入试验，其要求同肾动态显像；利尿剂介入试验加 GFR 测定，其要求与肾小球滤过率测定检查相同。

【注意事项】

1．必须保证足够的水负荷。

2．老年人和儿童必要时可留置并开放尿管，避免膀胱过度充盈造成显像剂滞留假象。

3．利尿剂介入试验检查时间较长，检查前需充分沟通，嘱受检者在检查过程中不要移动。

4．其他同肾小球滤过率测定检查相同。

第五节　SPECT 卡托普利介入肾功能检查

【概述】

卡托普利介入试验是以服用卡托普利后肾动态显像的变化来提高对单侧肾血管性高血压检出的灵敏度和特异性的方法。患侧肾血流灌注量暂时性减低，刺激肾素分泌增加，促进肝脏产生的血管紧张素原转换为血管紧张素Ⅰ，血管紧张素Ⅰ经血管紧张素转化酶催化生成血管紧张素Ⅱ，在血管紧张素Ⅱ作用下肾小球出球小动脉收缩，使肾小球的血流灌注和滤过压增高，从而维持正常 GFR。卡托普利是血管紧张素转换酶抑制剂，通过抑制血管紧张素转化酶而减少血管紧张素Ⅱ的生成，致肾小球出球小动脉舒张，降低患侧肾的肾小球滤过压和 GFR。与肾动脉狭窄无关的高血压受检者在介入试验前后的显像结果和 GFR 变化不明显。

在行卡托普利介入试验后，与基础肾动态显像相比，典型阳性表现为患侧肾脏血流灌注减低、显影延迟、影像减弱，肾实质影像偏小，肾图曲线峰值降低、峰时后延，GFR 降低等。若卡托普利介入试验后，肾动态显像、肾图曲线、GFR 无明显变化，则提示肾动脉狭窄的可能性不大。

【适应证】

1. 提高单侧肾动脉狭窄的检出率。
2. 肾动脉狭窄术后疗效观察。
3. 指导血管紧张素转换酶抑制剂的使用。

【图像采集】

在卡托普利介入试验前，停服血管紧张素转换酶抑制剂 1 周，β 受体阻滞剂 3d 以上，常规行肾动态显像检查，作为基础对照。

常用显像剂为 ^{99m}Tc-DTPA，成人使用剂量为 185 ~ 370MBq，体积＜1ml。

受检者当日检查前先监测血压，然后口服卡托普利 25 ~ 50mg，每隔 15min 监测一次血压，至 60min 时饮水 300 ~ 500ml，开始行介入后肾功能动态显像。显像前排空膀胱。

受检者取仰卧位或坐位，后位采集。

1. **测定注射器的放射性药物计数**　于受检者给药前及图像采集后，需要分别测定注射前针管内放射性药物总计数和注射后针管内药物残留计数，将注射器放置在距离探头中心 30cm 的支架上，测定其放射性计数，采集参数见表 11-7。

表 11-7　注射器放射性计数采集参数

准直器	平行孔 LEGP 或 LEHR
矩阵	64 × 64 或 128 × 128
能峰	140keV
窗宽	20%
采集时间	20 ~ 60s

2．采集肾脏时相　肘静脉弹丸式注射显像剂，同时启动采集程序，行连续肾动态采集，分为两个时相进行，即肾血流灌注相及肾功能相。具体参数见表 11-8。

表 11-8　SPECT 卡托普利介入肾功能检查采集参数

准直器	平行孔 LEGP 或 LEHR
矩阵	64 × 64 或 128 × 128
放大倍数	1.0
能峰	140keV
窗宽	20%
肾血流相	1 ~ 2s/帧，采集时间 60s
肾功能相	15 ~ 60s/帧，采集时间 20min

图像处理同肾小球滤过率测定检查。

【技术要点】

1．在介入试验前，停服血管紧张素转换酶抑制剂 1 周，β 受体阻滞剂 3d 以上。

2. GFR是判断单侧肾血管性高血压的重要指标，建议本检查方法选择肾小球滤过率测定。

3. 常规肾动态显像与介入肾动态显像两次采集时的受检者状态、显像条件、ROI勾画及处理尽量保持一致。

4. 检查前测定受检者血压，血压过低者建议放弃卡托普利介入试验。

5. 如在介入检查过程中出现不良反应，应及时告知医生进行对症处理。

6. 其余同肾小球滤过率测定。

【注意事项】

1. 在口服卡托普利前后，必须定时监测血压，以防血压突然降低。

2. 其余同肾小球滤过率测定。

第六节 SPECT肾静态显像

【概述】

通过静脉注射能够被肾实质细胞摄取并长时间滞留的显像剂，如 ^{99m}Tc-二巯基丁二酸（^{99m}Tc-DMSA）或 ^{99m}Tc-葡庚糖酸盐（^{99m}Tc-GH），其能被选择性浓聚并暂时滞留于肾小管上皮细胞内，使肾脏清晰显影而获得双肾放射性分布的影像，即为肾实质影像。肾静态显像主要检测存活肾小管细胞的功能，可了解肾的形态、位置、大小、占位病变等。肾静态显像是诊断急性肾盂肾炎、肾脏瘢痕损害的"金标准"，其阳性诊断率明显高于其他影像学检查，表现为肾内局限性显像剂分布缺损。

正常影像：双肾呈蚕豆状，轮廓清晰，边缘整齐。两肾纵轴呈“八”字形，中心平 1 ~ 2 腰椎。成人一般右肾位置低于左肾，肾影放射性较浓，中心和肾门区稍淡，两侧基本对称。

【适应证】

1. 了解双肾形态、大小及位置状况。
2. 诊断肾脏的炎症性病变，了解病变范围和程度。
3. 肾内占位性病变、缺血性病变和破坏性病变的诊断。

【图像采集】

常用显像剂为 ^{99m}Tc-DMSA，成人剂量 74 ~ 185MBq，儿童剂量 1.85MBq/kg（最小为 22.2MBq）。

受检者无特殊准备，显像前排空膀胱。

静脉给药后 1 ~ 2h 开始采集，如有需要可以延迟到 3 ~ 6h 显像。受检者取仰卧位。平面采集体位包括后位、前位、左后斜位、右后斜位，必要时行左侧位和右侧位显像。采集参数见表 11-9。

表 11-9 SPECT 肾静态显像采集参数

准直器	平行孔 LEHR
矩阵	128 × 128 或 256 × 256
放大倍数	使双肾图像占据视野的 80% 为参考
能峰	140keV

续表

窗宽	20%
采集计数	300k ~ 500k/帧

平面显示未达到诊断要求时需加做断层显像，3° ~ 6°/ 帧，20 ~ 40s/ 帧，采集完成后重建图像，进行横断面、冠状面及矢状面断层显像。

【技术要点】

1. 显像剂的标记率必须合格，使用剂量要准确，注射时无外漏。

2. 检查前嘱受检者排空小便，检查过程中保持体位不移动，呼吸平稳。

3. 肾功能差的受检者可适当延迟显像时间。

4. 平面采集最好选用 LEHR。

【注意事项】

1. 注射显像剂后，嘱受检者多饮水，将未与肾小管细胞结合的显像药物排出体外。

2. 不合作者（如儿童、意识障碍者）给予适量的镇静剂。

第七节 肾　　图

【概述】

肾图检查是用一对探测仪在肾区动态探测并记录示踪剂流经肾脏的过程，以时间-活度曲线显示，此曲线称为肾图。肾图反映肾脏功能状态和尿路排泄的通畅情况，可在肾动态显像同时获得，在无核医学显像设备的单位或需要床旁行肾功能监测时，可使用非显像核素肾图仪检测。该方法是非显像诊断技术，具有操作简单、价格低廉，曲线形态清晰等优点。

正常的肾图曲线由a、b、c三段组成。a段为示踪剂出现段，又称血管段，是在静脉注射显像剂后10s左右出现的急剧上升段，提示示踪剂快速通过肾动脉进入肾脏内，其高度在一定程度上反映肾脏的血流灌注量和相应的肾功能；b段为示踪剂聚集段，又称功能段，是继a段之后的斜行上升段，上升高度及斜率与肾实质的功能密切相关，直接反映肾实质功能；c段为排泄段，近似呈指数规律下降，代表了尿流量的多少和上尿路通畅情况，在上尿路引流通畅的情况下c段也可反映肾实质功能。

【适应证】

1. 了解双肾功能及上尿路通畅情况。
2. 移植肾的监测。
3. 肾输尿管术后疗效的观察。

【图像采集】

常用药物为 ^{131}I-OIH，肾图仪描记法的给药剂量为0.185 ~ 0.37MBq。

受检者于检查前 30 ~ 60min 饮水 300 ~ 500ml，检查前排空膀胱。常规肾图取坐位，将后腰部双肋弓下缘视为肾脏的中部，探头在后位对位肾区，移植肾时从前位测定。

静脉弹丸式注射示踪剂，同时启动采集程序，肾图仪记录双肾区的时间 - 活度曲线 15 ~ 20min，并通过计算机处理得出定量参数。利尿肾图可采集 30 ~ 40min，应在 15 ~ 20min 时注射利尿剂，利尿剂的使用方式参考利尿剂介入试验。肾图的定量分析指标和正常参考值见表 11-10。

表 11-10　肾图定量分析指标及正常参考值

指标	计算方法	正常值	目的
高峰时间（t_p）	从 a 段上升到曲线高峰的时间	<5min（峰时多在 2 ~ 4min）	尿路畅通时肾功能观察
半排时间（$C_{1/2}$）	从高峰下降到峰值一半的时间	<8min（平均 4min）	尿路畅通时肾功能观察
15 分钟残留率	$(C_{15}/b) \times 100\%$	<50%（平均 30%）	尿路畅通时肾功能观察
肾指数（RI）	$[(b-a)^2+(b-C_{15})^2]/b^2 \times 100\%$	>45%（平均 60%）	尿路畅通时肾功能观察
分浓缩率	$[(b-a)/(a \times t_p)] \times 100\%$	>6%（平均 18%）	尿路不畅时肾功能观察
峰时差	$\lvert t_{p左}-t_{p右}\rvert$	<1min	观察两侧肾功能之差

续表

指标	计算方法	正常值	目的
峰值差	$\|b_{左}-b_{右}\|/b\times100\%$	<25%	观察两侧肾功能之差
肾指数差	$[\|RI_{左}-RI_{右}\|/RI]\times100\%$	<30%	观察两侧肾功能之差

t_p 为高峰时间；C_{15} 为注射药物后 15 分钟时的肾区计数率；b 为高峰时的计数率；a 为肾血流灌注峰的计数率。

【技术要点】

1．调整仪器的各项条件，使两侧探头的探测效率处于同一水平。

2．保证弹丸式注射质量。

3．检查时探头要对准双肾部位，在采集数据早期，注意调整探头提高对位准确性。

4．检查过程中，嘱受检者保持体位不移动。

【注意事项】

1．非显像方法生成肾图的干扰因素较显像法多。

2．肾脏位置变异会影响探头对位准确性。

3．根据受检者检查目的分析肾图曲线和选用相应指标。

第十二章 内分泌系统

第一节 SPECT 甲状腺功能测定

一、甲状腺摄 ^{131}I 功能试验

【概述】

了解甲状腺碘代谢的常用方法。甲状腺具有选择性摄取和浓聚碘的功能，其摄取和释放碘的速度和数量与甲状腺功能相关。碘参与甲状腺激素合成、分泌的全过程。在空腹状态下，口服放射性 ^{131}I 后，经胃肠吸收，随后随血流进入甲状腺，并迅速被甲状腺滤泡上皮细胞摄取，其摄取的量及速度与甲状腺的功能密切相关。因此，利用甲状腺功能测定仪获得不同时间点甲状腺部位的放射性计数率，根据甲状腺摄取 ^{131}I 的数量和速度、释放的速率来判定甲状腺的功能状态。

【适应证】

1. 甲状腺功能亢进症 ^{131}I 治疗前治疗剂量的计算。

2. 甲状腺功能亢进症和甲状腺功能减退症的辅助诊断。

3. 亚急性甲状腺炎或慢性淋巴细胞性甲状腺炎的辅助诊断。

4. 了解甲状腺的碘代谢或碘负荷情况，鉴别诊断高碘和缺碘性甲状腺肿。

5. 用于甲状腺激素抑制试验和促甲状腺激素兴奋试验。

6. 了解非甲状腺疾病的甲状腺功能状态。

【技术操作】

1. 很多含碘的药物、食物以及影响甲状腺功能的药物均能改变甲状腺摄取 ^{131}I 功能，如果受检者服用或食用了下列药物或食物，在接受本检查前应停服一段时间（一般为 2 ~ 6 周）方可进行此项检查。影响甲状腺摄 ^{131}I 率的药物和食物见表 12-1。

表 12-1 影响甲状腺摄 ^{131}I 功能的药物、食物及其停用时间

	药物和食物名称	对甲状腺摄 ^{131}I 率的影响	通常停用时间
含碘物质	海带、紫菜、海蜇、海水鱼、海虾等海产品	↓	根据食用量的多少，需停食 2 ~ 4 周
	含碘药物，如碘化物、复方碘溶液、含碘片等	↓	根据服用量的多少和时间的长短，需停服 2 ~ 8 周

续表

	药物和食物名称	对甲状腺摄^{131}I率的影响	通常停用时间
含碘物质	某些中草药，如海藻、昆布、贝母、牛蒡子、木通等	↓	根据服用量的多少和时间的长短，需停服2~6周
	X线造影剂、碘油造影剂	↓	半年以上
	其他含碘造影剂	↓	4周或更长
	长期外用含碘药物、如碘酊、含碘癣湿药水	↓	根据服用的时间，需停服4周以上
	含溴药物，如水合氯醛、健脑合剂、三溴合剂、溴丙胺太林等	↓	2~4周
	甲状腺激素	T_3 ↓ T_4 ↓	1周 4~6周
	抗甲状腺药物，如硫脲类药物、甲巯咪唑、卡比马唑	数月后↓ 数月后↑	2~4周 4~6周
	激素，如肾上腺类固醇激素、促肾上腺皮质激素（ACTH）、避孕药等	↓	2~4周
	硫氰酸盐、过氯酸钾、硝酸盐	↓	1~2周
	长期服用抗结核药物	↓	2~4周
	长期服用钴制剂	↓	2~4周

2. 开机预热仪器，使其处于正常测量状态。具体测量步骤如下：

（1）测量本底计数。

（2）测量标准源计数：将与受检者服用的等量 ^{131}I 溶液或胶囊加入试管中，然后插入专用颈部模型内，测量标准源计数。标准源模型的探测位置与受检者甲状腺探测位置一致。

（3）甲状腺计数测量：受检者空腹口服 ^{131}I-碘化钠溶液或胶囊 74～370kBq，服药后继续禁食 1h。分别测量受检者口服 ^{131}I-碘化钠溶液或胶囊后 2h、4h、24h（或 3h、6h、24h）甲状腺部位放射性计数。

（4）数据处理：用以下方法计算出甲状腺摄 ^{131}I 率。

$$\text{甲状腺摄}^{131}\text{I 率}(\%)=\frac{\text{甲状腺部位计数}-\text{本底计数}}{\text{标准源计数}-\text{本底计数}}\times 100\%$$

（公式 12-1）

绘制摄 ^{131}I 率曲线，并注明各时间点的摄 ^{131}I 率及本实验室的正常参考值。

3. **正常值及判断标准** 在正常情况下，口服 ^{131}I 后，甲状腺摄 ^{131}I 率随时间的延长而逐渐升高，24h 达高峰。其正常值因各地区饮食、环境（土壤、空气等）含碘量的高低以及各单位所采用的测量仪器、方法的不同而有较大差异，所以各地区甚至各单位应建立自己的正常值及其诊断标准。一般 2～3h 的摄 ^{131}I 率为 15%～25%；4～6h 的摄 ^{131}I 率为 20%～40%；24h 摄 ^{131}I 率为 30%～60%；2～6h 摄 ^{131}I 率为 24h 的 50% 左右；两者比值在 0.37～0.6 之间。儿童及青少年甲状腺摄 ^{131}I 率高于成年人，年龄越小增高越明显。

【技术要点】

1. 严格控制含碘的药物、食物以及影响甲状腺功能的药物的影响，是本项检查质控的关键。

2．检查当日受检者应空腹，服药后继续禁食 1h。

3．甲状腺功能测定仪需要开机预热，使其处于正常测量状态，以保证结果稳定。

4．标准源模型探测位置与甲状腺的探测位置要保持高度一致，以保证数据计算精确。

5．每位受检者检测时的探测位置应尽量一致，以保证可比性。

6．确保周围环境没有放射污染，带药候检者要远离检查室，以避免本底辐射影响。

7．受检者服用量必须与标准源放射性活度相同。

【注意事项】

1．各单位应根据各自所用的设备条件和检测技术，建立自己的正常参考值。

2．摄 ^{131}I 率测定也可采用两个时间点，但应包括 24h 摄 ^{131}I 率。

3．若短期内同一受检者重复测量摄 ^{131}I 率，要在口服 ^{131}I 溶液前先测定甲状腺部位 ^{131}I 残留本底，计算时予以扣除。

4．^{131}I 可以通过胎盘屏障进入胎儿血液循环，故妊娠妇女禁用。

5．除有临床指征并必须行该检查外，通常不宜对儿童实施该检查。若需对儿童进行该检查，应参照 GBZ 120—2020 附录 C 的建议减少放射性药物使用量。

二、甲状腺激素抑制试验

【概述】

在正常情况下，甲状腺分泌的甲状腺激素与垂体前叶分泌的促甲状腺激素（TSH）存在着反馈调节作用。当血液中甲状腺激素水平增高时，TSH分泌减少，甲状腺摄取碘及甲状腺激素的合成和释放均受到抑制，血液中甲状腺激素水平随之下降。甲亢时，下丘脑-垂体-甲状腺轴的反馈调节遭到破坏，甲状腺功能处于自主状态，甲状腺摄取碘，合成、分泌甲状腺激素均不受抑制。

【适应证】

1. 甲亢的辅助诊断。
2. 甲亢与缺碘性甲状腺肿的鉴别诊断。
3. 内分泌性突眼与眼眶肿瘤所致突眼的鉴别诊断。
4. 辅助临床判定甲亢受检者是否可停药。
5. 甲状腺轴反馈调节功能的研究。

【技术操作】

试验方法：在第一次甲状腺摄 ^{131}I试验后，即给受检者口服甲状腺片，每次40mg，每日3次，连服一周，然后重复甲状腺摄 ^{131}I试验。根据两次检查结果，用以下方法计算甲状腺摄 ^{131}I抑制率（公式12-2）。抑制率 $>$50%为明显抑制，25%~50%为部分抑制，$<$25%为不抑制。

$$抑制率(\%)=\frac{第一次24h摄^{131}I率(\%)-第二次24h摄^{131}I率(\%)}{第一次24h摄^{131}I率(\%)}\times 100\%$$

（公式 12-2）

明显抑制时，提示垂体 - 甲状腺轴存在着正常的调节关系，可以排除甲亢的存在；不抑制时，表示垂体 - 甲状腺轴正常的调节关系遭到破坏，符合甲亢诊断；部分抑制时，为可疑甲亢，需结合其他有关资料进行分析后确定。

本检查主要用于鉴别突眼的性质及功能自主性结节的诊断；也是判断甲亢受检者经抗甲状腺药物治疗停药后是否复发的参考指标。

【技术要点】

1. 严格执行甲状腺摄 ^{131}I 试验技术操作。
2. 按要求剂量、时间服用甲状腺素片。

【注意事项】

1. 妊娠及哺乳期妇女，心功能不全及老年受检者不宜做该项检查。
2. 本方法对甲亢诊断有较好的特异性，由于方法烦琐和费时一般只在必要时采用。
3. 部分垂体性突眼受检者甲状腺摄 ^{131}I 率也不受甲状腺激素抑制，应注意鉴别。

三、过氯酸盐释放试验

【概述】

正常情况下，摄入甲状腺的无机碘离子进入甲状腺滤泡上皮细胞后，在过氧化物酶参与下很快转化为碘分子，进而在碘化酶作用下与酪氨酸结合转化成有机碘。因此，给予碘之后再口服过氯酸盐只能阻止甲状腺继续摄碘，而不能使有机化的碘从甲状腺内释放出来。当与碘有机化相关的酶（如甲状腺过氧化酶或碘化酶）缺乏或甲状腺酪氨酸碘化障碍时，被甲状腺摄取的无机碘离子不能有机化，此时口服过氯酸盐则使甲状腺内的无机碘离子迅速释放出来，据此可以辅助诊断与甲状腺碘有机化障碍有关的疾病。

【适应证】

1. 甲状腺过氧化酶系统缺陷或酪氨酸碘化障碍的诊断。

2. 慢性淋巴细胞性甲状腺炎的辅助诊断。

【技术操作】

通过测量口服过氯酸盐前后甲状腺摄 ^{131}I 率的变化，计算释放率，即过氯酸盐释放试验，可判断是否存在甲状腺碘有机化障碍。

试验方法：首先测量 2h 摄 ^{131}I 率，然后口服过氯酸盐（如过氯酸钾）400 ~ 800mg（儿童按 10mg/kg 体重计算），1h 后再测量甲状腺摄 ^{131}I 率，按下列公式计算释放率（公式 12-3）。释放率≤10% 为正常；释放率＞10% 提示碘有机化部分障碍；释放率＞50% 提示明显障碍。

$$释放率(\%)=\frac{服过氯酸盐前摄^{131}I率(\%)-服过氯酸盐后摄^{131}I率(\%)}{服过氯酸盐前摄^{131}I率(\%)}\times 100\%$$

（公式 12-3）

碘有机化障碍可见于慢性淋巴细胞性甲状腺炎、先天性甲状腺过氧化物酶缺乏和结构缺陷、呆小病、耳聋 - 甲状腺肿综合征。这类受检者血清甲状腺激素水平较低，临床表现为甲减，释放率＞10%，本试验是诊断此类疾病的一个简单有效的方法。

【技术要点】

1．严格执行甲状腺摄 ^{131}I 试验技术操作。

2．儿童一定严格按照 10mg/kg 体重计算过氯酸盐用量。

【注意事项】

甲亢受检者、单纯性甲状腺肿受检者本试验多为阴性。

第二节　SPECT 甲状腺静态显像

【概述】

甲状腺静态显像是利用甲状腺具有摄取和浓聚放射性核素或其标记化合物的功能，通过 γ 照相机或 SPECT 显示甲状腺位置、大小、形态及其放射性分布状况，诊断和鉴别诊断某些甲状腺疾病。

正常甲状腺影像位于颈部中央，分左右两叶，类似蝴蝶状。两叶间的下 1/3 由峡部相连，也可有峡部缺如。两叶显像剂分布均匀，约 17% 的正常人峡部或某一叶的上方可见锥体叶。另外，邻近组织如唾液腺、口腔、鼻咽腔也可显影，哺乳期妇女可见乳腺显影。

【适应证】

1. 了解甲状腺位置、形态、大小及功能状态。
2. 异位甲状腺的定位诊断。
3. 甲状腺结节的功能状态的判定。
4. 颈部肿块与甲状腺关系的鉴别。
5. 甲状腺炎的辅助诊断。
6. ^{131}I 治疗前推算甲状腺功能组织的重量。
7. 甲状腺术后残余组织及其功能的估计。
8. 寻找甲状腺癌转移病灶，提示病灶是否适合 ^{131}I 治疗，及评价 ^{131}I 治疗效果。

【图像采集】

常用显像剂：① ^{131}I- 碘化钠溶液，使用剂量为 1.85 ~ 3.7MBq；② ^{123}I- 碘化钠溶液，使用剂量为 7.4 ~ 14.8MBq；③ $^{99m}TcO_4^-$，使用剂量为 74 ~ 185MBq。

^{131}I 溶液空腹口服后 24h 显像；^{123}I 溶液空腹口服后 4h 显像；$^{99m}TcO_4^-$ 肘部浅静脉注射给药后 20min 开始显像，若口服则服药后 1 ~ 2h 开始显像。受检者取仰卧位，肩下垫一枕头，颈部呈过度伸展状，充分暴露甲状腺部位，平稳呼吸，扫描期间保持不动。采集参数见表 12-2。

表 12-2 甲状腺静态显像参数

	^{131}I- 碘化钠	^{123}I- 碘化钠	$^{99m}TcO_4^-$
准直器	平行孔 HEGP	针孔；平行孔 LEGP/LEHR	针孔；平行孔 LEGP/LEHR

续表

	^{131}I- 碘化钠	^{123}I- 碘化钠	$^{99m}TcO_4^-$
每帧总计数	500k	500k	500k
矩阵	256 × 256 或 128 × 128	256 × 256 或 128 × 128	256 × 256 或 128 × 128
能峰	364keV	159keV	140keV
窗宽	20%	20%	20%
放大系数	以靶器官的影像占据视野的 80% 为参照调整		

HEGP：高能通用准直器；LEGP：低能通用准直器；LEHR：低能高分辨准直器。

【技术要点】

1．受检者检查时应去除颈区颈部饰品及遮蔽物，以避免对显像结果造成影响。

2．使用平行孔型准直器时探头尽可能贴近受检者，以提高分辨率。

3．使用针孔型准直器时，调整距离以使靶器官影像占据视野的 80%。一般情况下所有受检者都使用一致的探测距离，可以方便受检者甲状腺大小的对比。

4．采集视野可以包含颌下腺、腮腺等参照影像。

5．一定保证足够的采集总计数。

6．采集图像疑似食管显影，应让受检者进食、进水后再次显像加以鉴别。

7．结节定位要准确，若结节与甲状腺组织有重叠，需加作斜位、侧位或断层来鉴别结节功能。

【注意事项】

1．用 $^{99m}TcO_4^-$ 显像剂时，受检者无须作特殊准备；

用 ^{131}I 或 ^{123}I 显像剂时，作相应低碘准备，可参考影响甲状腺摄碘率的药物及食物要求（表12-1）。

2. 对于儿童及摄 ^{131}I 率低于正常的受检者，应使用 $^{99m}TcO_4^-$ 作显像剂。

3. 寻找异位甲状腺时，除胸骨后、舌根部、舌骨后等常见部位，还应注意腹部；对于女性受检者，还应注意卵巢等部位。

第三节 SPECT 甲状腺血流灌注显像

【概述】

甲状腺血流灌注显像是将放射性核素经肘部浅静脉弹丸式注射后，随即用γ照相机或 SPECT 对流经甲状腺的示踪剂进行动态采集，从而获得甲状腺及其病灶处的血流灌注及其功能状态情况，又称甲状腺动态显像。作为甲状腺肿块鉴别诊断的参考依据，通常与甲状腺静态显像或阳性显像一并进行。

“弹丸”式肘部浅静脉注射显像剂后，逐步见锁骨下静脉显像，8～12s 时双颈动脉显像，两侧对称，甲状腺区无放射性浓聚，12～14s 时可见颈静脉显像，16s 左右甲状腺开始显像，其影像随时间延长而增强，至 22s 左右甲状腺内放射性超过颈动脉、静脉，放射性分布也逐渐均匀一致。

【适应证】

1. 观察甲状腺功能亢进症和甲状腺功能减退时的甲

状腺血流灌注。

2. 了解甲状腺结节血运情况，帮助判断甲状腺结节性质等。

【图像采集】

常用显像剂：① $^{99m}TcO_4^-$，使用剂量为 370 ~ 740MBq；② ^{99m}Tc-MIBI，成人剂量为 370 ~ 740MBq。

受检者取仰卧位，肩下垫一枕头，颈部呈过度伸展状，充分暴露甲状腺部位。“弹丸”方式肘部浅静脉给药，推药后松开止血带，同时启动采集。采集参数见表 12-3。

表 12-3　甲状腺血流灌注显像参数

开始采集时间	弹丸式注射给药后立即开始
准直器	平行孔 LEGP/LEHR
矩阵	64 × 64 或 128 × 128
采集频率及时间	1 ~ 2s/帧，总时间 2min
能峰	140keV
窗宽	20%

图像重建采用 ROI 技术绘制出甲状腺血流和颈部血流的时间 - 活度曲线，由曲线计算出甲状腺动脉和颈动脉血流的峰时和峰值，以及甲状腺结节部位与对侧相应部位的甲状腺血流比值。

【技术要点】

除甲状腺显像技术要点外，还应注意以下技术要点。

1．受检者注药前应去除衣物袖口对注药肢体的束缚，以免造成放射性药物滞留。

2．与受检者沟通好，检查全过程中头颈部不能移动。

3．放大系数以靶器官影像占据视野的80%为参照，适当调整。

4．弹丸式注射时，宜选择肘部浅静脉较大的静脉血管，显像剂的体积应小于1ml（理想体积0.6～0.8ml）。推注药物时应先推药再松止血带，一般不选用留置针注射（留置针无法形成“弹丸”），以保证弹丸式注射的质量。如甲状腺有结节，则取对侧肘静脉注射显像剂。

【注意事项】

1．妊娠、哺乳期妇女酌情应用此检查。

2．如遇有较严重颈椎疾病的受检者，要向受检者详细解释检查要求，使其配合。

第四节　SPECT甲状旁腺显像

【概述】

^{201}Tl和^{99m}Tc-MIBI除了能被心肌细胞选择性摄取外，还可以聚集于功能亢进的甲状旁腺组织，因而较广泛用于甲状旁腺显像，诊断甲状旁腺功能亢进。

正常人通常有4个甲状旁腺，多位于颈部，左、右各两个。上甲状旁腺77%位于环状软骨与甲状软骨交接处的后面，22%在甲状腺上极的后面，有1%位于咽后或食管后。下甲状旁腺位置变异较多，可以位于下颚以下至心包膜间的任何位置，但最常见的位置在甲状腺下端的外侧。甲状旁腺功能正常时，由于甲状旁腺的体积较小，通过目前的显像方法一般不能被显示。所以，在减影处理后的影像或延迟的影像中，甲状腺区无局限性的放射性浓聚影，或仅见较淡的且大致均匀的甲状腺影像。

【适应证】

1. 甲状旁腺功能亢进症的诊断与术前定位。
2. 异位甲状旁腺的诊断。

【图像采集】

常用显像剂有：① $^{99m}TcO_4^-$，使用剂量为 185～370MBq；② ^{99m}Tc-MIBI，使用剂量为 185～370MBq；③ ^{201}Tl，使用剂量为 74MBq。

受检者取仰卧位，固定头部，显像范围包括颈部及上纵隔，目前常用的采集方法有以下四种方案。

1. **^{201}Tl-$^{99m}TcO_4^-$ 显像减影法**　肘部浅静脉注射 ^{201}Tl，10min 后行前位甲状腺部位显像；受检者体位保持不动，然后再肘部浅静脉注射 $^{99m}TcO_4^-$，15min 后重复甲状腺部位显像。采集参数见表 12-4。

表 12-4　甲状旁腺显像参数

	^{201}Tl	$^{99m}TcO_4^-$，^{99m}Tc-MIBI
准直器	针孔、平行孔 LEGP/LEHR	针孔、平行孔 LEGP/LEHR
矩阵	256×256 或 128×128	256×256 或 128×128

续表

	^{201}Tl	$^{99m}TcO_4^-$，^{99m}Tc-MIBI
每帧计数	300k ~ 500k	300k ~ 500k
能峰	70keV、135keV、167keV	140keV
窗宽	25%	20%
放大系数	以靶器官的影像占据视野的 80% 为原则适当调整	

应用计算机图像处理软件，将 ^{201}Tl 甲状腺影像减去 $^{99m}TcO_4^-$ 甲状腺影像，即得到甲状旁腺影像。

2．**^{99m}Tc-MIBI、$^{99m}TcO_4^-$ 显像减影法** 肘部浅静脉注射 ^{99m}Tc-MIBI，10 ~ 15min 后行甲状腺显像。受检者体位保持不动，然后再注射 $^{99m}TcO_4^-$，10 ~ 15min 后重复甲状腺显像，将前者甲状腺影像减去后者，即为甲状旁腺影像，采集参数见表 12-4。

3．**^{99m}Tc-MIBI 双时相法** 肘部浅静脉注射 ^{99m}Tc-MIBI，分别于 15min 和 2 ~ 3h 在甲状腺部位采集早期和延迟影像。其早期影像主要反映甲状腺组织，延迟影像反映功能亢进的甲状旁腺组织，此法比较简便，临床较常用，采集参数见表 12-4。

4．**胆碱显像** 肘部浅静脉注射显像剂 111 ~ 296MBq，60min 后采集图像，若病灶处出现局灶性浓聚影，则提示存在功能亢进的甲状旁腺组织。目前 ^{11}C 或 ^{18}F 标记的氟代胆碱显像剂已应用于临床，^{11}C-FCH 或 ^{18}F-FCH PET/CT 显像与传统的 ^{99m}Tc-MIBI 双时相法相比可提高甲状旁腺功能亢进症的检出率。

【技术要点】

除 SPECT 甲状腺显像技术要点外，还应注意以下技术要点。

1. 约有 10% 的人群有异位甲状旁腺，大多位于纵隔，对疑有异位甲状旁腺的受检者，应加做胸部前位和后位显像。

2. 严格执行各示踪剂的开始采集时间，以保证图像的准确性。

3. 减影处理时，要求受检者两次检查的体位一致，否则会造成假阳性。

4. 应用 ^{201}Tl-$^{99m}TcO_4^-$ 显像减影法时，最好先作 ^{201}Tl 显像，然后再作 ^{99m}Tc-TcO_4^- 显像。因为 ^{99m}Tc 的康普顿散射可以进入到 ^{201}Tl 的能窗范围内，影响 ^{201}Tl 显像的图像质量。另外要注意两种能量设置的调整。

5. 应用 ^{99m}Tc-MIBI 双时相法时，推荐使用剂量 555～740MBq，矩阵 256×256 放大 2～3 倍，共采集 10min。

6. 采用低能高分辨准直器发现病灶和准确定位较针孔型准直器更灵敏，应用 SPECT/CT 融合断层较单独 SPECT 具有较高的准确性和特异性（利用 CT 有利于甲状旁腺的准确定位），断层显像参数：矩阵 128×128，探头旋转 360°，6°/ 帧，20～30s/ 帧，共采集 60 帧。

【注意事项】

妊娠及哺乳期妇女禁用。

第五节　SPECT 甲状腺阳性显像

应用一些亲肿瘤的显像剂，使原来 ^{131}I、^{123}I 或 ^{99m}Tc 扫描所见的冷结节处有放射性填充，称为甲状腺阳性显像。甲状腺阳性显像剂有很多，不同病理类型的甲状腺恶性肿瘤选用不同的阳性显像剂。

一、^{201}Tl、^{99m}Tc-MIBI 显像

【概述】

一些常用的心肌灌注显像剂，如 ^{201}Tl 和 ^{99m}Tc-MIBI 肘部浅静脉注入体内后，随血液循环进入肿瘤组织，可被肿瘤细胞所摄取，呈现高浓集。应用显像仪器可显示浓集于肿瘤部位的高放射性或“热区”，为肿瘤疾病的定位诊断和疗效监测提供有价值的信息。

【适应证】

1. 甲状腺病变良、恶性的鉴别诊断。
2. 探测和定位诊断甲状腺癌及其转移灶。
3. 分化型甲状腺癌 ^{131}I 治疗后随访和疗效评估，特别是血清甲状腺球蛋白（Tg）增高，而全身 ^{131}I 扫描阴性者。
4. 分化型甲状腺癌受检者 ^{131}I 治疗后随访，不能停用甲状腺激素者。
5. 分化型甲状腺癌受检者 ^{131}I 治疗后随访，近期内应用了 CT 增强造影剂，不能用 ^{131}I 扫描者。

【图像采集】

两种显像剂概述如下：① ^{201}Tl，使用剂量为 111～185MBq；② ^{99m}Tc-MIBI，使用剂量为 740～1 110MBq。

受检者取仰卧位，肩下垫一枕头，颈部伸展，充分暴露甲状腺部位。肘部浅静脉注射后 10～20min 行早期显像采集，2～3h 行延迟显像。采集参数见表 12-5、表 12-6。

表 12-5 动态采集参数

	^{201}Tl	^{99m}Tc-MIBI
准直器	针孔、平行孔 LEHR/LEGP	针孔、平行孔 LEHR/LEGP
采集频率与时间	2s/帧，时间 1～2min	2s/帧，时间 1～2min
矩阵	64×64 或 128×128	64×64 或 128×128
能峰	70keV、135keV、167keV	140keV
窗宽	25%	20%

表 12-6 静态采集参数

	^{201}Tl	^{99m}Tc-MIBI
准直器	针孔、平行孔 LEHR/LEGP	针孔、平行孔 LEHR/LEGP
每帧总计数	100k～300k	100k～300k
矩阵	256×256 或 128×128	256×256 或 128×128
能峰	70keV、135keV、167keV	140keV
窗宽	25%	20%

【技术要点】

1. 同 SPECT 甲状腺显像技术要点。
2. 推荐增加应用 SPECT/CT 融合断层显像。

【注意事项】

妊娠及哺乳期妇女禁用。

二、^{131}I-MIBG 显像

【概述】

间位碘代苄胍类化合物（MIBG）是一类肾上腺神经元阻滞剂，可选择性作用于肾上腺素能神经元受体，用 ^{131}I 或 ^{123}I 标记的间位碘代苄胍引入体内后可被甲状腺髓样癌及肾上腺髓质摄取而显影，可用于诊断甲状腺髓样癌原发灶及转移灶，以及嗜铬细胞瘤等肾上腺髓质疾病。

【适应证】

1. 甲状腺髓样癌的诊断。
2. 确定甲状腺髓样癌转移灶的部位及范围。
3. 甲状腺髓样癌术后残留病灶或复发病灶的探测。
4. 甲状腺髓样癌 ^{131}I-MIBG 治疗后随访观察。

【图像采集】

常用显像剂为：① ^{131}I-MIBG，成人推荐剂量 37～74MBq；② ^{123}I-MIBG，成人剂量 185～370MBq。

受检者检查前 3d 开始口服复方碘溶液，每天 3 次，

每次 5 ~ 10 滴，直至检查结束，以封闭甲状腺。检查前一周停用酚苄明、利血平、苯丙胺、可卡因、苯丙醇胺、生物碱、6- 羟基多巴胺、胰岛素及三环类抗抑郁药等药物。显像前 1d 晚，服用缓泻剂清洁肠道。

肘部浅静脉缓慢注射显像剂后 24、48h 行常规采集。受检者取仰卧位，肩下垫一枕头，颈部呈过度伸展状，充分暴露甲状腺部位。必要时根据临床需要加做其他体位。采集参数见表 12-7、表 12-8。

表 12-7　动态采集参数

	^{131}I-MIBG	^{123}I-MIBG
准直器	针孔、平行孔 HEGP	针孔、平行孔 LEHR/LEGP
采集频率与时间	2s/帧，时间 1 ~ 2min	2s/帧，时间 1 ~ 2min
矩阵	64 × 64 或 128 × 128	64 × 64 或 128 × 128
能峰	364keV	159keV
窗宽	20%	20%

表 12-8　静态采集参数

	^{131}I-MIBG	^{123}I-MIBG
准直器	针孔、平行孔 HEGP	针孔、平行孔 LEHR/LEGP
每帧总计数	100k ~ 300k	100k ~ 300k
矩阵	256 × 256 或 128 × 128	256 × 256 或 128 × 128
能峰	364keV	159keV
窗宽	20%	20%

【技术要点】

除 SPECT 甲状腺显像技术要点外，还应注意以下要点：^{131}I-MIBG 注射时需缓慢静脉注射，注射速度应大于 30s，由于 MIBG 为去甲肾上腺素类似物，注入体内后有可能加速颗粒内贮藏的去甲肾上腺素排出，从而引起血压升高。因此，注射显像剂时必须密切观察受检者情况，其速度不能过快，如有不适反应，应暂缓或停止注射。

【注意事项】

1．部分甲状腺髓样癌因摄取显像剂较少，可以不显影，导致假阴性结果。

2．受检者服用某些药物或瘤体较小也影响显像的阳性率。

3．应注意排除心脏、肝、脾以及肠道放射性聚集导致的假阳性结果。

4．显像前 1d 晚应服用缓泻剂，显像前应排空膀胱。

5．妊娠及哺乳期妇女禁用。

第六节　SPECT 寻找甲状腺癌转移灶 ^{131}I 显像

【概述】

分化型甲状腺癌转移灶来源于甲状腺滤泡细胞，保留了正常甲状腺细胞的部分功能，具有摄取和浓聚 ^{131}I 的能力，但摄取和浓聚 ^{131}I 的能力明显低于正常甲状腺组织，所以当正常甲状腺存在时，分化型甲状腺癌转移灶 ^{131}I 扫描时大多数不显影。在寻找分化型甲状腺癌转移灶之前，采用手术切除或采用大剂量 ^{131}I 摧毁全部正常甲状腺组织。当正常甲状腺组织不存在时，70%～80% 分化型甲状腺癌转移灶具有摄取和浓聚 ^{131}I 的能力，通过核医学显像仪器在体外可显示分化型甲状腺癌转移灶在体内的分布。

【适应证】

1. 寻找有无分化型甲状腺癌转移灶。
2. 探测分化型甲状腺癌转移灶的位置、形态、大小。
3. 了解分化型甲状腺癌转移灶有无摄 ^{131}I 功能。
4. 分化型甲状腺癌 ^{131}I 治疗的疗效评估。
5. 分化型甲状腺癌 ^{131}I 治疗后随访。

【图像采集】

受检者需停用甲状腺激素片 4～6 周，血清 TSH 浓度须大于 30mIU/L；停用含碘的药物、食物 4 周。检查当日空腹。

诊断剂量显像时，受检者口服 ^{131}I 74～185MBq，24～48h 后显像，必要时加做 72h 显像；治疗剂量显像时，口服剂量 ^{131}I 3 700～9 250MBq，5～7d 后进行显像。

受检者取仰卧位，采集前位和后位全身图像。采集参数见表 12-9。

表 12-9　甲状腺癌转移灶 ^{131}I 显像参数

准直器	平行孔 HEGP
采集方式	全身扫描
扫描速度	10 ~ 15cm/min
矩阵	256 × 1 024
能峰	364keV
窗宽	20%

【技术要点】

1. 寻找转移灶之前必须去除正常甲状腺组织，以提高转移灶浓聚的可能性。

2. 污染、生理性分布、分泌物、炎症等可导致假阳性。应采取相应措施，如检查前排便、淋浴、更换内衣。

3. 治疗剂量显像具有优势，对转移灶的诊断阳性率、灵敏度及数量检测均明显高于诊断剂量显像。

4. 推荐使用 SPECT/CT 融合断层显像，有利于转移灶的准确定位，断层采集：矩阵 64 × 64，探头旋转 360°，6°/ 帧，20 ~ 30s/ 帧，共采集 60 帧。

【注意事项】

1. ^{131}I 对分化型甲状腺癌转移灶的诊断特异性好，但有一定的假阳性和假阴性，应结合病史、体征和其他相关检查进行综合分析。

2. 妊娠及哺乳期妇女原则上禁用。

第七节　SPECT 肾上腺皮质显像

【概述】

胆固醇是合成肾上腺皮质激素的原料，将放射性核素标记的胆固醇类似物引入体内后，同样能被肾上腺皮质摄取，并参与激素的合成，其摄取的速度和数量与皮质的功能有关。因此，通过肾上腺皮质显像可以显示肾上腺皮质的位置、形态、大小及其功能状态，有助于诊断某些肾上腺疾病。

正常情况下，在注射显像剂后 5 ~ 9d 肾上腺皮质显影清晰，由于右侧肾上腺靠近背部以及肝内放射性的影响，多数正常人的右侧肾上腺皮质影像浓于左侧，且位置也略高于左侧。左侧肾上腺多呈卵圆形或半月形影像，右侧多表现为圆形或锥形。

【适应证】

1. 肾上腺皮质腺瘤的诊断。
2. 异位肾上腺的定位。
3. 原发性醛固酮增多症的诊断。
4. 肾上腺皮质增生的诊断与鉴别。
5. 肾上腺皮质腺癌的辅助诊断。

【图像采集】

受检者需作如下准备：

1. 注射显像剂前 3d 开始服用复方碘溶液，每天 3 次，每次 5 ~ 10 滴，直至检查结束，以减少甲状腺摄取游离放射性碘。

2．检查前停用利尿剂、ACTH、地塞米松、降胆固醇药以及避孕药等影响显像剂摄取的药物。

3．显像的前1d晚上，服用缓泻剂，以清洁肠道减少肠道的放射性干扰。

常规显像剂为 ^{131}I-碘代胆固醇，成人使用剂量为111MBq。

静脉注射显像剂后分别于第5、7及9天进行图像采集。受检者取仰卧位，分别进行后位和前位肾上腺及其邻近部位的显像。采集参数见表12-10。

表12-10　肾上腺皮质显像参数

准直器	平行孔HEGP
每帧计数	100k ~ 300k
矩阵	256×256或128×128
能峰	364keV
窗宽	20%

【技术要点】

1．检查前口服复方碘溶液，封闭甲状腺。

2．^{131}I-碘代胆固醇经胆道入肠道，肠影可能干扰对肾上腺影像的观察，要注意排除肠道的放射性干扰。

3．胆囊有时显影，在后位可被误认为右侧肾上腺影像。取右侧位显像时，胆囊影像靠前，肾上腺影像靠后，不难区分，必要时可做脂肪餐试验进一步鉴别。

4. 在常规肾上腺皮质显像后，为了进一步鉴别肾上腺皮质腺瘤与增生，可进行抑制试验。具体做法是在常规显像1个月以后，注射显像剂前2d，开始口服地塞米松，每次2mg，每6小时1次，直至检查结束。其显像时间和方法与常规肾上腺皮质显像相同。

【注意事项】

1. 因 ^{131}I-碘代胆固醇注射液中含有少量的乙醇和助溶液，少数受检者给药后可出现一过性面红、胸闷甚至虚脱，故宜将注射液用生理盐水适当稀释，注速缓慢，注射后严密观察并适当处理。

2. 妊娠及哺乳期妇女不宜做此检查。

第八节　SPECT 肾上腺髓质显像

【概述】

间位碘代苄胍（metaio-dobenzylguanidine，MIBG）是肾上腺素能神经元阻滞剂溴苄胺和胍乙啶的类似物，也是去甲肾上腺素的功能类似物。经静脉注射的肾上腺髓质显像剂 ^{131}I-MIBG 或 ^{123}I-MIBG 可进入肾上腺髓质细胞的嗜铬储存囊泡内而浓聚于肾上腺髓质。在肾上腺素能神经末梢，^{131}I-MIBG 或 ^{123}I-MIBG 可以通过再摄取进入其儿茶酚胺储存囊泡，从而浓聚于富含交感神经的组织或病变中，可以用于诊断嗜铬细胞瘤肾上腺髓质增生等肾上腺疾病。

在正常情况下，绝大多数的肾上腺髓质不显影，极少数在延迟显像中可较淡显影，两侧大致对称。正常人腮腺、肝脏、脾脏和心肌显影，因这些部位也是肾上腺素能受体分布较丰富的组织，故也可作为心肌受体显像剂。

【适应证】

1．嗜铬细胞瘤的定位诊断。

2．嗜铬细胞瘤转移灶的确定和疗效观察以及术后残留病灶或复发病灶的探测。

3．神经母细胞瘤及其他神经内分泌肿瘤（如甲状腺髓样癌、甲状旁腺肿瘤）的诊断。

4．肾上腺髓质增生的辅助诊断。

【图像采集】

受检者需要做如下准备。

1．检查前3d开始口服复方碘溶液每天3次，每次5～10滴，直至检查结束，以封闭甲状腺。

2．检查前1周停用酚苄明、利血平、苯丙胺、可卡因、苯丙醇胺、生物碱、6-羟基多巴胺、胰岛素及三环类抗抑郁药等药物。

常用显像剂为：① ^{131}I-MIBG，成人剂量74～111MBq；② ^{123}I-MIBG，成人剂量185～370MBq。

注射显像剂后分别于24h、48h、72h进行显像。受检者取仰卧位，行后位和前位全身扫描，范围从头顶至盆腔。显像前嘱受检者排尿。根据全身扫描情况，需要时可加做局部和其他体位像。采集参数见表12-11。

表 12-11　肾上腺髓质显像参数

	^{131}I-MIBG	^{123}I-MIBG
准直器	平行孔 HEGP	平行孔 LEHR/LEGP
扫描速度	10 ~ 15cm/min	10 ~ 15cm/min
矩阵	1 024 × 256	1 024 × 256
能峰	364keV	159keV
窗宽	20%	20%

【技术要点】

1. 检查前口服复方碘溶液，封闭甲状腺。

2. 显像前 1d 晚应服用缓泻剂，显像前排空膀胱。

3. 探头尽可能贴近受检者，以保证图像分辨率。

4. 胆囊常影响肾上腺显像，可在检查前 20min 服用脂肪餐，以收缩胆囊排出胆汁，去除胆囊影干扰。

【注意事项】

1. 少数嗜铬细胞瘤因摄取显像剂较少，可以不显影，导致假阴性结果。

2. 受检者服用某些影响肾上腺髓质摄取的药物或瘤体较小也影响显像的阳性率。

3. 肾上腺以外出现异常浓集灶时，应注意排除心脏、肝、脾以及肠道放射性聚集导致的假阳性结果。

第十三章
淋巴系统

第一节　SPECT 淋巴显像

【概述】

淋巴系统是人体内重要的防御功能系统，也是循环系统的一部分，它遍布全身各处，由淋巴管、淋巴器官和淋巴组织构成。淋巴系统具有主动吞噬、胞饮大分子和微粒物质的特性，毛细淋巴管由很薄的内皮细胞构成，基底膜不完整，细胞间隙较大，其通透性较大，不能穿透毛细血管基底膜的大分子物质可以经过淋巴系统的引流和 / 或内皮细胞吞噬进入淋巴系统。在皮下或某一特定区域的组织间隙内，注射放射性核素标记大小适宜的胶体或大分子物质（分子量>3 700 或直径在 4 ~ 100nm 之间），其不能通过毛细血管基底膜而主要经过毛细淋巴管吸收转运，随淋巴液向心性回流至各级淋巴结区，一部分被淋巴窦单核细胞吞噬滞留在淋巴结，另一部分随淋巴液归入体循环，被肝、脾等单核吞噬细胞系统清除。

淋巴显像（lymph imaging）是研究淋巴系统走向和

评价淋巴结状况的一种核素显像方法，具有安全、简单、无创伤、可重复检查的特点。淋巴显像可以显示各级淋巴（链）的分布、形态及淋巴液流动的功能状态。腹膜后淋巴结排列成链，呈倒置“Y”形。盆腔内淋巴结数量均甚少，故从后位常只能见到每侧 1 ~ 2 个闭孔淋巴结显像。胸骨旁 1 ~ 3cm 处分布于肋间隙的淋巴结上下相连成链状，每侧 3 ~ 7 个。腋窝淋巴结群从腋部向上呈“八”形向颈根部集中，两侧大致对称。颈部正位像可见注射点下方较大之耳后淋巴结，下接内侧颈深和外侧颈浅两条淋巴结链。

【适应证】

1. 了解局部淋巴结的分布、生理功能及淋巴管的畅通情况。
2. 了解恶性淋巴瘤的累及范围。
3. 了解恶性肿瘤经淋巴系统转移的途径及程度。
4. 恶性肿瘤手术、放疗和化疗前后对比。
5. 淋巴结清除根治术后效果判断。
6. 经淋巴系统转移的恶性肿瘤的临床分期、治疗方案选择和预后判断。
7. 检测其他累及淋巴系统的良性疾病，包括：肢体淋巴水肿、乳糜漏、乳糜尿、腹水、乳糜心包和蛋白丢失性肠病等。
8. 肢体水肿的病因诊断。

【图像采集】

理想的淋巴显像剂应具有分子量或直径大小适当（分

子量＞3 700或直径在4～100nm之间）、不能穿透毛细血管基底膜、稳定性高、颗粒分散度小、注射局部滞留时间短、淋巴结摄取率高、在淋巴系统中滞留时间较长等特点。最合适的淋巴显像剂粒径大小为20～50nm，粒径过大导致注射部位滞留较多，过小则可直接被毛细血管吸收或很快流过淋巴结、淋巴管、淋巴干而入血液循环，影响淋巴显像质量。显像剂的体积要求小于0.5ml，常用的种类与使用剂量见表13-1。

表13-1 常用淋巴显像剂及用量

类型	放射性示踪剂	使用剂量/MBq
胶体类	^{99m}Tc-植酸钠（^{99m}Tc-PHY）	37～74
	^{99m}Tc-硫化锑（^{99m}Tc-ASC）	37～74
	^{99m}Tc-硫胶体（^{99m}Tc-SC）	37～74
	^{99m}Tc-微胶体	37～74
蛋白类	^{99m}Tc-人血清白蛋白（^{99m}Tc-HSA）	74～222
高聚物	^{99m}Tc-脂质体	37～74
	^{99m}Tc-右旋糖酐（^{99m}Tc-DX）	74～222

根据全身淋巴循环的解剖生理规律，选择各部位淋巴回流起点的皮下、组织间隙或黏膜下注射。常用的淋巴显像区域及相应注射部位见表13-2。

表 13-2　常用淋巴显像区域及注射部位

显像区域	注射点	注射深度	显像体位
颈淋巴	（1）双侧耳后乳突部 （2）口内上下齿咬合线中点	皮下（0.5～1cm） 黏膜下（0.2cm）	前、左、右侧位
腋淋巴	双手Ⅰ、Ⅱ指蹼	皮下（0.5～1cm）	前、左、右侧位
胸骨旁淋巴	剑突下 1～2cm，中线旁 3～4cm	腹直肌后鞘（2～4cm）	前位
髂腹股沟淋巴	双足Ⅰ、Ⅱ足蹼	皮下（0.5～1cm）	前、后位
盆腔内淋巴	（1）肛-尾骨尖连线中点 （2）肛周 3 点、9 点	组织内（2～4cm）	后、前位
病灶引流区淋巴	病灶周缘	皮下或黏膜下（0.5～1cm）	前、后、侧位
纵隔淋巴	右下腹阑尾点下	腹腔内	前位

受检者无特殊准备，一般在药物注射后依显像剂种类的不同，30～60min 开始静态显像，如需观察淋巴分布情况，可多次采集静态图像。如淋巴结仍未显影，可在 2～4h 后进行延迟显像。

动态采集淋巴显像参数见表 13-3，局部淋巴显像采集参数见表 13-4，全身淋巴显像采集参数见表 13-5。

表 13-3　动态采集淋巴显像参数

准直器	平行孔 LEHR/LEGP
每帧采集计数	100k～200k

续表

矩阵	128×128 或 256×256
放大倍数	1.0
能峰	140keV
窗宽	20%

表 13-4　局部淋巴显像采集参数

准直器	平行孔 LEHR/LEGP
扫描速度	10～20cm/min
矩阵	256×1 024
能峰	140keV
窗宽	20%

表 13-5　全身淋巴显像参数

准直器	平行孔 LEGP
动态采集	30s/帧 ×50 或 60s/帧 ×25，20～30min
矩阵	64×64 或 128×128
放大倍数	1.0
能峰	140keV
窗宽	20%

【技术要点】

1．确保皮下注射进针后注药前试抽回血，确认针头不在血管内，以免将显像剂注入体循环。

2．双侧对称分布的淋巴结构显像时，应先在患侧注射显像剂，然后用同样方法在对侧注射。

3．显像开始时间要严格参照显像剂种类和检查目的。

4．可使用铅屏风遮蔽肝、脾等放射性较强脏器，以确保图像不受干扰。

5．标明体表标志，有利于淋巴结解剖位置定位。

【注意事项】

1．检查前做好宣教工作，让受检者理解并配合检查。

2．在肢体远端给药后，受检者肢体应做主动运动，有助于显像剂的淋巴回流，在该肢体淋巴水肿时尤为重要。其他部位注射时，注射后在注射点连续按摩，可以促进淋巴回流。

3．淋巴结链不显影者，应观察膈淋巴结（胸骨旁）、耳后淋巴结（颈部）及肝脏显像情况，以排除注射的技术误差。

第二节　SPECT 前哨淋巴结显像

【概述】

肿瘤的转移并非随机、无序地发生，而是沿着局部一定的淋巴管逐级转移到各级淋巴结。前哨淋巴结为原发肿瘤发生淋巴结转移所必经的第一站淋巴结，它首先接受肿瘤区域的淋巴引流，然后再引流至其他淋巴结。前哨淋巴结可以是一个或多个。当肿瘤发生淋巴结转移时，前哨淋巴结最早出现转移。如果前哨淋巴结未发现肿瘤转移的受检者，局部淋巴结转移的可能性很小。明确有无前哨淋巴结转移对肿瘤受检者的临床分期、治疗方案选择及预后预测具有重要的临床价值。

【适应证】

1. 明确乳腺癌、黑色素瘤、宫颈癌、胃肠肿瘤、口咽肿瘤、甲状腺癌等肿瘤前哨淋巴结转移情况。

2. 了解淋巴结活检的准确位置和数目。

3. 判断肿瘤是否需要行区域淋巴结清扫术。

4. 辅助肿瘤的临床分期，为肿瘤受检者的治疗方案提供诊断依据。

【图像采集】

理想的前哨淋巴结显像剂应具有如下性质：适宜的颗粒大小（50～200nm）且均匀，在前哨淋巴结中摄取高且滞留时间长，可从注射点快速清除，较少或较慢向下一级淋巴结迁移。显像剂体积要求小于0.5ml，建议使用TB针注射。浅表肿瘤可采用肿瘤局部皮下、肿瘤周围皮下多点注射的方式（可在肿物周围12点、3点、6点、9点方向分别注射等量放射性药物），较深层的肿瘤可采用肿瘤周围注射的方式。常用显像剂见表13-6。

表13-6　常用淋巴显像剂

类型	放射性示踪剂	使用剂量/MBq
胶体类	^{99m}Tc-硫化锑（ASC）	37～74
	^{99m}Tc-植酸钠（Phy）	37～74

续表

类型	放射性示踪剂	使用剂量 /MBq
高聚物	^{99m}Tc- 右旋糖酐（DX）	74 ~ 222
	^{99m}Tc- 甘露糖基化右旋糖酐（lymphoseek kit）	37 ~ 74
蛋白类	^{99m}Tc- 人血清白蛋白纳米胶体（HSA）	74 ~ 222
抗体类	^{99m}Tc- 利妥昔单抗（rituximab）	37 ~ 74

受检者取仰卧位，前位采集，必要时可采集侧位或45°前侧位。胸部采集时双手平伸与身体呈90°，侧位采集时双手抱头。注射后15min采集静态图像，如果有需要可在1、2、4、6、24h内多次进行采集。图像采集参数见表13-7。

表 13-7　图像采集参数

准直器	平行孔 LEHR/LEGP
每帧计数	100k ~ 500k
矩阵	128 × 128 或 256 × 256
放大倍数	1.0
能峰	140keV
窗宽	20%

【技术要点】

1. 采集完成后在前哨淋巴结部位做好体表标志，以帮助术中探测。

2. 显像剂颗粒大小影响淋巴回流时间，DX 显像开始时间较早并需要更频繁地采集，硫胶体显像开始时间较晚。

3. 注射点可用铅板遮挡，以避免高放射性干扰。

4. 采取措施避免下垂乳腺干扰靠近注射点的前哨淋巴结。

5. 可用 SPECT/CT 融合图像定位前哨淋巴结，定位会更精确。

【注意事项】

1. 检查前做好宣教工作，让受检者理解并配合检查。

2. 肿物位置不明显时，检查前可借助 B 超定位。

3. 受检者要注意保暖，快速血液流动有助显像剂到达淋巴结。

4. 注射后可以轻微按摩注射点，有利于药物被肿瘤吸收。

5. 避免放射性污染。

第十四章 骨骼系统

第一节　SPECT 全身骨显像

【概述】

全身骨骼显像是骨显像最常用的显像方式，它一次显像就能展示全身所有骨骼情况。骨骼有病损时，病损区的骨骼可随血供大小、成骨旺盛或低下而出现成骨或溶骨两种变化，在新骨形成处，同时沉积较多的晶体，晶体表面能吸附大量的 ^{99m}Tc-MDP 类药物，显像时出现“热区”，而溶骨区则表现为“冷区”。

全身各部位的骨骼由于含有松质骨量不一，血运和代谢旺盛的程度不同，使得吸收骨显像剂的程度也不一。扁平骨（颅骨、肋骨、椎骨和髂骨）、大关节（肩关节、肘关节、腕关节和踝关节）等部位以及骨端均较长骨骨干的放射性浓集，并呈对称性分布。

【适应证】

1. 有恶性肿瘤病史，早期寻找骨转移灶，以及疗效随访。

2．评价不明原因骨痛和血清碱性磷酸酶升高。

3．已知原发骨肿瘤，检查其他骨骼受累情况以及转移病灶。

4．观察移植骨的血供和存活情况。

【图像采集】

1．**受检者准备** 注射显像剂前受检者无须特殊准备。静脉注射显像剂后，嘱受检者多饮水，成年人一般在注射显像剂后2h内应达到500～1 000ml，检查前先排净尿液，以减少膀胱对图像的影响，注意避免让尿液污染受检者的衣物与身体。嘱受检者摘除一切可移除的金属物品。

2．**显像剂** 静脉注射骨显像剂。骨显像剂以含P-C-P键的磷酸盐化合物，应用最为广泛，目前临床常用的是^{99m}Tc-MDP。它在体内较为稳定，骨组织摄取率高且迅速，血液及软组织清除率快，主要经由肾脏排泄。

成年人使用剂量为555～925MBq，体重较大者可酌情加量；儿童使用剂量为9.3MBq/kg计算，最小剂量不应低于37MBq如因特殊原因所给剂量低于上述剂量者，需适当延长采集时间，以弥补由此造成的计数率减低。

3．**显像方法** 采集开始时间一般情况下在给药后2～5h内进行，婴幼儿的骨显像剂从软组织中清除较成年人快，采集可在给药后1.5h进行。

受检者取仰卧位，头正、身直，双上肢自然下垂，贴近躯干，双手五指并拢，手心向上平放，双脚趾并拢向前，双足跟分开（呈“八”字形），全身放松，平稳呼吸，扫描期间保持不动，探头与检查床平行，具体采集参数见表 14-1。

表 14-1　SPECT 全身骨显像采集参数

准直器	平行孔 LEHR/LEGP
每帧总计数	1 500k ~ 2 000k
扫描速度	12 ~ 20cm/min（以总计数 1 500k ~ 2 000k 为原则）
矩阵	256 × 1 024
能峰	140keV
窗宽	20%
放大系数	1.0

【技术要点】

1. 注射显像剂后 2h 内受检者尽可能多饮水多排小便，可以提高图像信噪比，并降低受检者辐射剂量。

2. 图像信息量是质量的保证，每帧图像总计数不能低于 1 500k，并以总计数决定扫描速度。

3. 肾脏功能严重受损、严重水肿的受检者，如图像质量差，可适当推迟显像时间，以等待显像剂从软组织中排出，提高骨 / 软组织对比度。

4. 探头尽可能贴近受检者体表，以保证图像分辨率，可使用体表轮廓跟踪技术。

5. 显像范围如下：常规取前后、后前位，包括头顶至下肢脚趾，双上肢需置于视野内，对于体型较大受检者可使用绑带，尽可能使双上肢处于视野内。

6. 对于因平面显像部位重叠不能清晰显示的病灶，可加做局部显像或断层显像、特殊体位显像。常见的特殊体位显像有：侧位与斜位可以帮助确定体外的污染；坐位（骶尾骨置于探测器上）可以帮助显示由于膀胱内放射性的残留遮掩的骨骼病变；上臂外展与内收或双手上举至头顶可以帮助确定肩胛区的病变是位于肋骨或肩胛骨本身。

【注意事项】

1. 避免尿液、显像剂对受检者体表的污染。如有污染则应先清除后再显像，或采用局部多体位或做断层显像予以鉴别。

2. 扫描前嘱受检者摘除佩戴的金属饰品及衣服内的金属物品以防导致伪影，并询问体内是否有金属物（人工关节、起搏器等）。

3. 近期使用钡剂者，受检者须将钡剂排出后再行检查。

4. 扫描前嘱受检者排空小便，因病不能排空小便者，如诊断需要可给予受检者导尿，有尿袋的受检者检查前应尽量排空尿袋中的尿液，显像时需将尿袋置于两腿中间。

5. 采集前告知受检者检查时的体位、采集持续时间、呼吸状态等需要配合的情况，以取得最佳配合，对于不能配合的受检者可使用束缚带帮助固定，对于因疼痛不能保持体位的受检者可给予镇痛药物，保证图像质量。

6. 注射显像剂的部位应选择健侧进行，并尽可能远离疑有病变的部位。

7. 化学药物治疗和皮质激素治疗可使 ^{99m}Tc- 磷酸化合物的摄取量降低，部分药物可改变骨显像剂的生物学分布见表 14-2。

表 14-2　影响 ^{99m}Tc- 磷酸盐骨显像剂生物学分布的药物

药物	化疗药物（长春新碱、环磷酰胺）	甾体激素（长期使用）	铝制剂	葡聚糖	己烯雌酚
结果	肾脏摄取增加	骨摄取降低	肝脏摄取	注射部位肌肉摄取增高，骨骼摄取降低	男性乳腺摄取

第二节　SPECT 体层骨显像

【概述】

与全身骨显像比较，体层骨显像的优越性在于：①避免解剖结构重叠对显示病变部位和形态的影响；②提高深部解剖结构和病变的显示；③降低邻近组织或器官高放射性的影响；④区别体表放射性污染；⑤断层显像能获得靶与非靶组织的高信噪比，使诊断可靠性进一步提高。

【适应证】

1. 当全身骨显像怀疑因解剖结构重叠、深部病变或受邻近组织和器官的放射性干扰等。

2. 临床和相关影像定位肯定，或病变仅位于局部骨骼，可直接进行断层显像。

3. 对既往有局灶性或局部骨病变（如肿瘤、炎症、外伤等）进行定期随访。

4. 诊断与鉴别诊断局部应力性骨折、细微骨折和骨质疏松引起的节段性椎体压缩性骨折。

5. 脊柱、骶髂关节疾病的诊断与鉴别诊断。

【图像采集】

受检者准备、显像剂、用药剂量、采集开始时间同全身骨显像。

受检者取仰卧位，根据检查部位决定双臂上举或下垂，平稳呼吸，自然放松，保持不动。具体采集参数见表14-3。

表14-3 SPECT体层骨显像采集参数

准直器	平行孔LEHR/LEGP
旋转角度	360°
每帧采集角度	3°～6°
每帧采集时间	15～25s
矩阵	64×64或128×128
能峰	140keV
窗宽	20%
放大系数	1

【技术要点】

1. 对位时探头围绕受检者多运行几圈，可采用椭圆形轨迹，离受检者体表越近越好，可使用体表轮廓跟踪技术，以保证图像的分辨率。

2. 受检者移位对图像质量影响非常大，采集时间大于半小时移位发生率非常高，所以建议以总时间 30min 为参照。

【注意事项】

1. 双臂上举时，探头旋转时避免碰撞到受检者。
2. 请参照全身骨显像。

第三节　SPECT 三时相骨显像

【概述】

血流相、血池相与延迟相（常规骨静态显像）一起合称为“三时相骨显像”。血流灌注相能显示血管走向，可得到大血管的位置、形态及充盈状况信息，显像剂浓聚或增高反映血管空间的变异。血池相时，显像剂摄取增高是由新生血管形成引起，是反应性肉芽组织和肿瘤的血管形成的特征。延迟相反映骨组织的代谢状态。

血流灌注相可见大血管走向，软组织轮廓相继显示，身体两侧放射性分布对称，给药侧肢体可能提前显像 5～10s，在血池像可见软组织轮廓更为清晰，还可见骨骼内有无充血现象，但此时由于显像剂大部分仍在血液循环内，骨骼仍未见显示，延迟相时由于显像剂分别沉积于骨骼和自尿路排出，故骨骼与肾及膀胱均清楚显示。

【适应证】

1. 骨肿瘤的诊断、鉴别诊断和骨旁软组织肿瘤的鉴别诊断。

2. 诊断和鉴别诊断骨骼（如股骨头）缺血坏死。

3. 观察、检测移植骨的血供、成活状况。

4. 临床需要了解、判断局部病变血供或血管形成状况的各种骨骼、骨关节疾病。

【图像采集】

受检者准备、显像剂、准直器选择、能量设定请参照全身骨显像，具体采集参数见表 14-4 ~ 表 14-6。

表 14-4　血流相参数

给药方式	弹丸式注射
药量体积	小于 1ml
开始采集时间	推药后即刻
矩阵	64 × 64 或 128 × 128
每帧采集时间	1 ~ 3s
总采集帧数	20 ~ 60 帧
总采集时间	1 ~ 2min

表 14-5　血池相参数

开始采集时间	给药后 2 ~ 5min
矩阵	256 × 256 或 128 × 128
每帧采集计数	500k ~ 1 000k
总采集帧数	1 ~ 5 帧

表 14-6　延迟相参数

开始采集时间	给药后 2 ~ 5h 内
每帧采集计数	1 500k ~ 2 000k
扫描速度	12 ~ 20cm/min（以总计数 1 500k ~ 2 000k 为原则）
矩阵	256 × 1 024
准直器	平行孔 LEHR/LEGP

【技术要点】

1. 保证“弹丸”的质量，推药后即刻启动采集，勿漏掉起始图像。

2. 各时相要严格遵照规定时间进行采集。

3. 探头尽可能贴近病变或疑病变部位，视野应包括对侧相应部位。

4. 血流相与血池相一般采集前位，探头置于相应感兴趣区，采集时间 1min 左右。

【注意事项】

请参阅本章第一节。

第四节　SPECT 骨关节显像

【概述】

骨关节显像属于局部平面显像，检查体位灵活方便，并可利用针孔型准直器，使诊断可靠性进一步提高。

正常关节处放射性增高，大关节如膝关节、肘关节、肩关节和髋关节等部位，影像清晰，放射性分布明显高于附近骨骼，两侧对称。

【适应证】

1. 临床和相关影像定位肯定，或病变仅位于局部骨骼、关节。

2. 对既往有局灶性骨关节病变（如肿瘤、炎症、外伤等）进行定期随访。

3. 观察股骨头血供状况和移植骨的血供、成活状况。

4. 怀疑局部骨、骨关节疾病，但X线结果未见异常者，或虽有异常改变但需进一步鉴别诊断者。

5. 诊断颞颌关节功能紊乱等。

6. 监测人工关节松动或是否合并感染。

【图像采集】

受检者准备、显像剂、用药剂量、采集开始时间同全身骨显像，具体采集参数见表14-7。

表14-7 SPECT骨关节显像采集参数

能峰	140keV
能窗	20%
矩阵	128×128或256×256
每帧总计数	500k~1 000k
准直器	针孔或平行孔LEHR/LEGP
放大系数	1.0~1.5

【技术要点】

1. 使用平行孔型准直器时探头要尽可能贴近受检者，以保证分辨率。

2. 使用针孔型准直器时，不同的检查部位选用不同的固定探测距离，使受检者间有可比性。

3. 对称双侧关节分别显像时，要以先采集一侧的采集持续时间进行对侧的采集，两侧的探测距离必须一致。

4. 临床怀疑病变或需要诊断的骨及骨关节部位需加做 SPECT 骨关节显像。

5. SPECT 骨关节显像检查通常于全身骨显像结束后进行。

6. 根据受检者具体情况可取仰卧位、俯卧位或特殊体位。一般采集前后、后前两个体位，必要时可增加采集左、右侧位及任意角度的斜位。

【注意事项】

1. 根据检查部位选择好准直器；对于四肢小关节和股骨头等深部结构可采用针孔型准直器。

2. 局部骨显像比较灵活，根据病情需要，可选择多体位，以方便诊断。

3. 若显像部位为骨盆与髋关节等靠近膀胱的关节，在全身显像结束后，关节显像前嘱受检者再一次排空小便。

4. 其他请参阅全身骨显像。

第五节 ^{18}F-NaF PET/CT 全身骨显像

【概述】

随着 PET/CT 和回旋加速器的普及，^{18}F-NaF PET/CT 全身骨显像已被列入备选。PET 的高分辨率和 ^{18}F-NaF 在骨骼的高摄取，使骨骼图像更清晰，诊断更可靠。

^{18}F-NaF PET/CT 全身骨显像的适应证同 SPECT 全身骨显像。骨骼摄取机制是依靠局部的血流和骨骼的成骨性反应，它主要沉积于骨交换活跃的部位，在骨表面与骨骼羟基磷灰石晶体的羟基进行交换形成牢固的氟磷灰石。

【适应证】

1．恶性肿瘤骨转移诊断及转移灶治疗随访。

2．原发性骨肿瘤诊断、转移与复发诊断。

3．不明原因骨痛筛查。

4．代谢性骨病与退行性骨关节病的诊断。

5．移植骨活性评价。

【图像采集】

1．**受检者准备** 无须禁食，嘱受检者检查前后 1h 多饮水，有助于改善图像质量，并可通过尿液排泄来减少辐射暴露。

2．**显像剂** 静脉注射示踪剂 ^{18}F-NaF，成人使用剂量为 185 ~ 370MBq；儿童使用剂量为 2.22MBq/kg，最小剂量不低于 18.5MBq。

3．**显像方法** 扫描前嘱受检者排尿，取仰卧位，头正、身直，双上肢自然下垂，贴近躯干，全身放松，平稳呼吸，扫描期间保持不动。

（1）先扫描 CT 定位相，精确确定扫描范围，再行低剂量 CT，见表 14-8。

表 14-8　^{18}F-NaF PET/CT 全身骨显像低剂量 CT 采集参数

管电流	30mAs
管电压	120kV
螺距	1.0 ~ 1.5
矩阵	512 × 512
扫描方式	螺旋

（2）再行 PET 采集，见表 14-9。

表 14-9　^{18}F-NaF PET/CT 全身骨显像 PET 采集参数

开始采集时间	注射后 30 ~ 45min
每床位采集时间	1 ~ 2min
矩阵	（128 × 128）~（256 × 256）
总床位数	视身高而定
床位重叠	25% ~ 40%

【技术要点】

1. CT 图像主要用于衰减校正，剂量一定要低。

2. 图像重建参数可以等同于 FDG 检查时的参数，如若调整图像对比度或平滑度，可以适当改变后滤波值。

3．显像范围如下：从头顶至下肢脚趾，上肢应全部置于扫描视野内。

4．注射显像剂的部位应选择健侧进行，并尽可能远离疑有病变的部位。

5．肾脏功能严重受损、严重水肿的受检者，如图像质量差，可适当推迟显像时间，以等待显像剂从软组织中排出，提高骨 / 软组织对比度。

6．体型较大者避免截断伪影，双上肢置于腹部上方并用柔软的绑带固定。

【注意事项】

1．PET/CT 全身骨显像一般情况下扫描范围大于 ^{18}F-FDG PET/CT 检查，有的设备须使用专用床板，应提前准备好。

2．幽闭恐惧症的受检者慎行此检查。

3．其他请参阅全身骨显像。

第十五章
肿瘤

第一节　^{18}F-FDG PET 肿瘤显像

【概述】

^{18}F-FDG 是目前临床广泛使用的葡萄糖代谢显像剂，其结构类似于葡萄糖，反映机体内细胞的葡萄糖摄取过程。^{18}F 是一种发射正电子的核素，半衰期为 110min，非常适合用于 PET/CT 显像。肿瘤组织是机体内一种异常的新生物，肿瘤细胞因增殖速度较快对能量需求较高，因此较正常细胞利用更多的葡萄糖。

正常影像中，脑皮质和其他灰质部分的放射性摄取为各脏器之首。禁食状态下心脏对 ^{18}F-FDG 的摄取变异较大，约 50% 左室心肌有生理性摄取。肾实质有中度摄取，肾集合系统有显著摄取。消化道的生理性摄取表现多样且很常见。骨骼肌在活动后或肌肉收缩时有明显的生理性摄取，如眼肌、喉部肌肉、脊柱旁肌肉。乳腺的摄取呈对称性，女性在月经期或排卵期可见子宫内膜或卵巢的生理性摄取，男性睾丸亦可见生理性摄取。

【适应证】

1．鉴别病变的良、恶性。

2．恶性肿瘤的分期、分型。

3．监测肿瘤的治疗效果。

4．寻找肿瘤的原发灶。

5．辅助肿瘤放疗的范围确定等。

【图像采集】

静脉给药，剂量3.7～5.55MBq/kg，儿童酌减。

静脉给药50min±10min后开始PET/CT或PET/MR图像采集。检查前嘱受检者排尿，摘除佩饰、金属异物等，取仰卧位，自然放松。调整检查床的位置，将受检者放置在视野中心，PET/CT采集时双臂上举，而PET/MR采集时双臂置于身体两侧，采集期间保持体位不动。PET/MR采集时根据需要佩戴耳塞和耳机，并连接相应线圈。由股骨上1/3端向头侧方向采集图像。

1．PET/CT采集参数见表15-1。

表15-1 PET/CT采集参数

CT部分	管电流	60～100mAs
	管电压	120kV
	螺距	≥1.0
	矩阵	512×512
	扫描方式	螺旋

续表

PET 部分	每床位采集时间	1 ~ 3min
	采集总床位数	视受检者身高，依据 CT 定位扫描而定
	矩阵	（128 × 128）~（512 × 512）
	床位重叠	25% ~ 50%
	采集模式	3D

2．PET/MR 采集参数见表 15-2。

表 15-2　PET/MR 采集参数

PET 部分	每床位采集时间	1 ~ 3min
	采集总床位数	视受检者身高，依据 CT 定位扫描而定
	矩阵	（128 × 128）~（384 × 384）
	床位重叠	25% ~ 50%
	采集模式	3D
MRI 部分	MRI 序列配置	衰减校正 MRI 序列
		T_2WI
		T_1WI
		DWI

3．动态定量采集条件见表 15-3。

表 15-3　动态定量采集条件

给药方式	静脉弹丸式注射
开始采集时间	注药后即刻开始

续表

矩阵	128×128
采集频率	30s/帧 ×10+60s/帧 ×5+5min/帧 ×8
采集模式	3D

建议在图像重建选项上适当调整后滤波FWHM值，大体重时增加，小体重时减小，使图像的平滑与对比达到最佳状态。迭代重建时的迭代次数与子集数目，一般情况下依据厂家推荐值即可。

【技术要点】

1．受检者一般情况下要摆位在视野中心。

2．PET扫描方向要从下至上，因为刚排完尿液，减小盆腔区膀胱放射性干扰。

3．图像信息量是保证图像质量的关键，采集时间不能太短，特殊情况如药量偏低时，可选小矩阵，以提高图像信噪比与成像灵敏度。

4．延迟显像或重复某一部位检查时，CT剂量建议低于30mAs，因此时的CT图像仅用于对PET图像作衰减校正。

【注意事项】

1．检查前24h内避免剧烈运动。

2．检查前禁食4~6h，可以多饮白开水。

3．当血糖＞11mmol/L时，宜重新安排受检者的检查时间。

4．体部显像受检者注射 ^{18}F-FDG后，要在光暗、安静、温暖的房间内休息 40 ~ 60min，采取平卧、半卧或坐位。脑显像受检者，在注射 ^{18}F-FDG 前 10 ~ 15min 封闭视听，注射时和注射后继续封闭视听至检查前。

5．排尿时注意尿液不要污染衣裤。

6．对精神过度紧张的受检者和患儿，检查前可用镇静药。

7．冬季室外气温低时，受检者须在室内保暖 15min 以上再给药。

8．孕妇和哺乳期妇女原则上避免 ^{18}F-FDG PET/CT 或 PET/MR 检查。

【PET/MR 检查还需注意】

1．预约时确保受检者无 MRI 检查禁忌证。

2．进入检查室前确认受检者未携带任何金属物品。

3．PET/MR 扫描过程中有较大噪声，提前让受检者佩戴好耳塞，防止听力损伤。

4．嘱受检者在检查过程中如有不适，可使用警报设施及时告知当班技术人员。

第二节　^{18}F-FLT PET 肿瘤显像

【概述】

FLT 是胸腺嘧啶的类似物，通过被动扩散和 Na^+ 依赖性转运体两种方式被细胞摄取，可替代性反映细胞增殖。^{18}F-FLT 比 ^{18}F-FDG 更具有肿瘤特异性，是 ^{18}F-FDG 肿瘤显像的必要补充，可以进一步帮助鉴别肿瘤的良、恶性。

【PET/CT 图像采集】

给药途径、用药剂量同 ^{18}F-FDG 检查。

静脉给药 40min 后开始采集图像。检查前嘱受检者排尿，摘除佩饰、金属异物等，取仰卧位，自然放松。调整床上下位，将受检者放置在视野中心，双臂上举，采集期间保持体位不动。若扫描全躯干则由股骨上 1/3 端向头侧方向采集图像。

1. 先行 CT 扫描，采集参数见表 15-4。

表 15-4　CT 采集参数

管电流	60 ~ 100mAs
管电压	120kV
螺距	≥1.0
矩阵	512 × 512
扫描方式	螺旋

2. 再行 PET 采集，采集参数见表 15-5：

表 15-5　PET 采集参数

每床位采集时间	1.5 ~ 3min
采集总床位数	视受检者身高，依据 CT 定位扫描而定
矩阵	（128 × 128）~（512 × 512）
床位重叠	25% ~ 50%
扫描模式	3D

【技术要点】

1. 因为中心分辨率高，一般情况下，受检者要摆位在视野中心。

2. PET 扫描方向要从下至上，因为刚排完尿液，减少盆腔区膀胱放射性干扰。

3. 图像信息量是保证图像质量的关键，采集时间不能太短，特殊情况如药量偏低时，可选小矩阵，以提高图像信噪比与成像灵敏度。

【注意事项】

1. 受检者可以进食，并适当多饮水。

2. 排尿时注意尿液不要污染衣裤。

3. 孕妇和哺乳期妇女原则上避免 ^{18}F-FLT PET/CT 检查。

第三节 胆碱 PET 肿瘤显像

【概述】

胆碱参与组织细胞磷脂的合成，有研究证实大多数肿瘤组织细胞中磷酸胆碱含量升高，从而对胆碱的摄取增加。^{11}C- 胆碱正是利用这一原理进行肿瘤显像的。^{11}C- 胆碱显像主要用于脑肿瘤、肺癌、直肠癌、前列腺癌和膀胱癌的诊断，是 ^{18}F-FDG 肿瘤显像的必要补充。

【PET/CT 图像采集】

首先静脉施予 ^{11}C- 胆碱，剂量为 185 ~ 370MBq。

嘱受检者摘除佩饰、金属异物等，取仰卧位，自然放松。调整床上下位，将受检者放置在视野中心，根据检查部位决定双臂上举或下垂，采集期间保持体位不动。

CT 采集参数见表 15-6。

表 15-6　CT 采集参数

管电流	体部 60 ~ 100mAs；头颅 100 ~ 120mAs
管电压	120kV
螺距	≥1.0
矩阵	512 × 512
扫描方式	螺旋

PET 采集参数见表 15-7。

表 15-7　PET 采集参数

开始采集时间	给药后 5min
每床位采集时间	5 ~ 10min
采集总床位数	依据检查部位而定
矩阵	（128 × 128）~（512 × 512）
床位重叠	25% ~ 50%
采集模式	3D

【技术要点】

1. 静脉给药后 5 ~ 15min 期间图像信噪比最佳，一定要在此期间采集。

2．因为中心分辨率高，一般情况下，受检者要摆位在视野中心。

【注意事项】

1．受检者可以进食，并适当多饮水。

2．因为开始采集时间早，并要求精确，需要提前计划好时间及仪器操作的相关准备。

第四节　^{11}C-蛋氨酸PET肿瘤显像

【概述】

^{11}C-蛋氨酸（MET）属于氨基酸类显像剂，进入人体后参与蛋白质的合成。^{11}C-MET能通过血脑屏障进入脑组织，正常脑组织摄取非常低，但在脑胶质瘤组织中，蛋白质和RNA的合成加速，对MET的需求增加，^{11}C-MET呈现高摄取。因此^{11}C-MET多用于脑肿瘤诊断。

【PET/CT图像采集】

首先静脉施予^{11}C-蛋氨酸，剂量为185～370MBq。

嘱受检者摘除佩饰、金属异物等，取仰卧位，自然放松。调整床上下位，将受检者放置在视野中心，双臂下垂，采集期间保持体位不动。

CT采集参数见表15-8。

表 15-8　CT 采集参数

管电流	头颅 100 ~ 120mAs
管电压	120kV
螺距	1.0
矩阵	512 × 512
扫描方式	螺旋

PET 采集参数见表 15-9。

表 15-9　PET 采集参数

开始采集时间	给药后 50min
每床位采集时间	5 ~ 10min
矩阵	（128 × 128）~（512 × 512）
床位重叠	25% ~ 50%
采集模式	3D

【技术要点】

1．静脉给药后 50 ~ 60min 期间图像信噪比最佳，一定要在此期间采集。

2．因为中心分辨率高，一般情况下，受检者要摆位在视野中心。

【注意事项】

1．受检者可以进食，并适当多饮水。

2．摆位时尽可能使受检者躺舒服，必要时想办法固定头颅制动，一般情况下一个视野足够，要仔细参考定位相。

第五节 肿瘤细胞凋亡和乏氧 PET 显像

【概述】

组织损伤的正常反应之一是启动细胞的程序性死亡机制，肿瘤的基因突变会造成细胞凋亡机制的丧失。放疗和化疗的重要作用机制之一就是恢复或促进肿瘤细胞的凋亡。使用靶向细胞膜印迹显像剂 ^{18}F-2-（5- 氟 - 戊基）-2-甲基丙二酸（^{18}F-ML-10），可以进行凋亡细胞阳性显像。

肿瘤的异质性表现之一是其快速增长与血流供应间的不匹配，直接导致瘤内部分组织处于乏氧状态。这种乏氧状态对肿瘤组织的恶化进展有重要影响，并直接影响肿瘤组织的放疗剂量。利用亲乏氧组织示踪剂 ^{18}F-FMISO，可以进行肿瘤乏氧组织的阳性显像。

【适应证】

肿瘤组织细胞凋亡与乏氧阳性显像主要用于指导放疗计划制定和疗效评估。

【PET/CT 图像采集】

首先静脉给予示踪剂，剂量 3.7 ~ 5.55MBq/kg。

检查前嘱受检者排尿，摘除佩饰、金属异物等，取仰卧位，自然放松。调整床上下位置，将受检者放置在视野中心，根据检查部位决定双臂上举或下垂，采集期间保持体位不动。若扫描全躯干则由股骨上1/3端向头侧方向采集图像。

CT采集参数见表15-10。

表15-10 CT采集参数

管电流	体部60～100mAs
管电压	120kV
螺距	≥1.0
矩阵	512×512
扫描方式	螺旋

PET采集参数见表15-11。

表15-11 PET采集参数

开始采集时间	^{18}F-ML-10：给药后90min。^{18}F-FMISO：给药后30min
每床位采集时间	2～3min
采集总床位数	依据检查部位而定
矩阵	（128×128）~（512×512）
床位重叠	25%～50%
采集模式	3D

【技术要点】

1. 静脉给药后90～100min期间^{18}F-ML-10图像信噪比最佳；30～40min期间^{18}F-FMISO图像信噪比最佳，一

定要在此期间采集。

2. 受检者一般情况下要摆位在视野中心，因为中心分辨率高。

【注意事项】

1. 受检者可以进食，并适当多饮水。

2. 评估放、化疗疗效需要前后若干次检查，每次的成像条件应该保持一致。

第六节 前列腺特异性膜抗原 PET 肿瘤显像

【概述】

前列腺特异性膜抗原（PSMA）作为一种具有细胞外结合位点的Ⅱ型跨膜糖蛋白，被称为谷氨酸羧肽酶Ⅱ，参与神经元谷氨酸的合成，也称为叶酸水解酶 1，反映其在叶酸摄取中的作用。PSMA 存在于细胞表面，由胞内区、跨膜区和占 95% 的胞外区组成，是小分子和抗体作用的特异性分子靶点。PSMA 的胞内结构域内含有内吞作用的功能因子，胞外结构域是大多数 PSMA 配体的结合位点，可结合各种不同功能的配体。PSMA 胞外基团与用于显像的 PSMA 配体结合后，胞内结构域迅速启动细胞内吞反应，PSMA 配体则被内化至细胞质或滞留于溶酶体，使得结合有放射性核素显像剂的配体或抗体在细胞内浓聚，未被结合的配体或抗体由于体积小被机体迅速清除，从而形成较高的肿瘤与本底对比。

PSMA 作为表达于前列腺上皮细胞的固有蛋白，其表达水平几乎在所有的前列腺癌细胞膜中显著上调，其表达水平可高达正常前列腺组织的1 000倍，仅5%~10%的前列腺癌病灶PSMA表达为阴性。

PSMA配体主要有3类，分别为磷基、硫醇基、脲基，这些物质渗透性强、清除率高、相对分子质量小，其中脲基与PSMA的亲和力最高，可以在短时间内成像。临床上常用来标记PSMA配体的放射性核素包括^{68}Ga、^{11}C、^{18}F、^{177}Lu、^{99m}Tc等，其中应用最广泛的是^{68}Ga-PSMA及^{18}F-PSMA。

【适应证】

1. 前列腺癌原发灶的诊断。
2. 指导前列腺癌穿刺活检。
3. 前列腺癌初分期与再分期。
4. 复发的诊断。
5. 指导治疗决策。
6. 转移性前列腺癌系统性治疗的疗效监测。

【PET/CT图像采集】

嘱受检者摘除佩饰、金属异物等，取仰卧位，自然放松。调整床上下位，将受检者放置在视野中心，根据检查部位决定双臂上举或下垂，采集期间保持体位不动。若扫描全躯干则由股骨上1/3端向头侧方向采集图像。

常用PSMA配体见表15-12。

表 15-12　常用 PSMA 配体

放射性药物名称	^{68}Ga-PSMA-11	^{68}Ga-PSMA-I&T	^{18}F-DCF-PyL	^{18}F-PSMA-1007	^{18}F-rh-PSMA-7
结合基序	脲基	脲基	脲基	脲基	脲基
主要排泄途径	肾脏	肾脏	肾脏	肝脏	肾脏
注射剂量 / MBq	111 ~ 259	111 ~ 259	296 ~ 370	210 ~ 280	296
摄取时间 / min	50 ~ 100	50 ~ 100	60	90 ~ 100	60
检查前充分水化	是	是	是	否	否

1．先行 CT 成像，采集参数见表 15-13。

表 15-13　CT 采集参数

管电流	60 ~ 100mAs
管电压	120kV
螺距	≥1.0
矩阵	512 × 512
扫描方式	螺旋

2．再行 PET 成像，采集参数见表 15-14。

表 15-14 PET 采集参数

每床位采集时间	1 ~ 4min
采集总床位数	视受检者身高，依据 CT 定位扫描而定
矩阵	（128 × 128）~（512 × 512）
床位重叠	25% ~ 50%
采集模式	3D

【技术要点】

1. 受检者一般情况下要摆位在视野中心。

2. PET 扫描方向要从下至上，因为刚排完尿液，减少盆腔区膀胱放射性干扰。

3. 图像信息量是保证图像质量的关键，采集时间不能太短，特殊情况如药量偏低时，可选小矩阵，以提高图像信噪比与成像灵敏度。

4. 延迟显像或重复某一部位检查时，CT 剂量建议低于 30mAs，因此时的 CT 图像仅对 PET 图像作衰减校正之用。

【注意事项】

1. 受检者无须禁食，可服用所有药物。新开始的雄激素剥夺治疗与 PSMA- 配体摄取减少有关，因此应尽可能在治疗前进行 PET/CT 检查。

2. 对于肾脏排泄为主的 PSMA 配体，输尿管和膀胱中的活性可能导致假阳性或假阴性结果，鼓励受检者充分水化，采集前排空膀胱，条件允许可使用呋塞米。

第七节　成纤维细胞激活蛋白抑制剂 PET 肿瘤显像

【概述】

成纤维细胞激活蛋白（FAP）是一种膜固定糖蛋白，属于二肽基肽酶家族，同时具有脯氨酸后肽酶和内肽酶活性的特点，这使 FAP 能够裂解周围组织中的蛋白质，从而促进蛋白质降解和基质重塑。肿瘤相关成纤维细胞可以通过表面标记物的上调来识别，其中 FAP 是特异性最强的表面标记物，高表达于许多上皮性肿瘤相关成纤维细胞，如食管癌、肺癌、结直肠癌、卵巢癌、胰腺癌和肝癌等均以强烈的纤维增生反应为特征，在以间质组织活化为特征的病变，如感染性、炎症性、纤维化疾病及愈合伤口中也呈高表达，而在正常组织、良性肿瘤间质中无表达或表达较低。

FAP 抑制剂（FAPI）能特异性地与成纤维细胞膜表面的 FAP 结合，通过与双功能螯合剂偶联形成的 DOTA、SA、FAPI 等前体易与放射性核素相结合，如 ^{68}Ga、^{177}Lu、^{18}F 及 ^{125}I。目前已有多种基于 FAPI 的靶向分子探针应用于肿瘤性疾病的临床诊断，如 ^{68}Ga-FAPI-04 等。

【适应证】

1. 明确诊断及分期，诊断肿瘤性病变与非肿瘤性病变，鉴别良、恶性肿瘤，定位原发肿瘤、检测转移部位以明确分期。

2. 随访及再分期，对经肿瘤治疗受检者进行随访，观察是否残留病灶、有无复发，对复发肿瘤进行再分期。

3．指导勾画肿瘤靶区，通过显像勾画靶区，用于放射治疗。

4．指导治疗，对未出现远处转移者以根治性手术为主要治疗手段；对已发生远处转移、无法手术者可选择放疗、化学治疗、靶向治疗、生物治疗、免疫治疗及介入治疗等；对 ^{68}Ga-FAPI 显像阳性肿瘤可行 ^{177}Lu 或 ^{90}Y-DOTA-FAPI 治疗。

5．评价疗效及预后，通过比较治疗前后 FAP 表达水平，可监测疗效并判断预后。

【PET/CT 图像采集】

首先静脉给予示踪剂，剂量 2～3MBq/kg，前体 FAPI 量低于 20μg。

静脉给药 50～60min 后开始采集图像。检查前嘱受检者排尿，摘除佩饰、金属异物等，取仰卧位，自然放松。调整床上下位置，将受检者放置在视野中心，根据检查部位决定双臂上举或下垂，采集期间保持体位不动。若扫描全躯干则由股骨上 1/3 端向头侧方向采集图像。

1．先行 CT 成像，采集参数见表 15-15。

表 15-15　CT 采集参数

参数	值
管电流	60～100mAs
管电压	120kV
螺距	≥1.0
矩阵	512×512
扫描方式	螺旋

2. 再行 PET 采集，采集参数见表 15-16。

表 15-16　PET 采集参数

每床位采集时间	2～4min
采集总床位数	视受检者身高，依据 CT 定位扫描而定
矩阵	（128×128）~（512×512）
床位重叠	25%～50%
采集模式	3D

【技术要点】

1. 受检者一般情况下要摆位在视野中心。

2. PET 扫描方向要从下至上，因为刚排完尿液，减少盆腔区膀胱放射性干扰。

3. 图像信息量是保证图像质量的关键，采集时间不能太短，特殊情况如药量偏低时，可选小矩阵，以提高图像信噪比与成像灵敏度。

4. 延迟显像或重复某一部位检查时，CT 剂量建议低于 30mAs，因此时的 CT 图像仅用于对 PET 图像作衰减校正。

【注意事项】

1. 受检者无须禁食，可服用日常所有药物。

2. 鼓励受检者充分水化，采集前排空膀胱。

第八节 生长抑素受体PET肿瘤显像

【概述】

生长抑素受体（SSTR）家族属于G蛋白偶联受体超家族，共有5种亚型（SSTR1～SSTR5）。其中SSTR2是目前研究最广泛和深入的SSTR亚型，分布于人体各组织器官，并且在内分泌、中枢神经等系统发挥重要调节作用。

神经内分泌肿瘤是来源于神经内分泌细胞的一类异质性肿瘤。大多数神经内分泌肿瘤过度表达SSTR，故SSTR类似物可作为放射性核素显像的靶点。不同^{68}Ga-DOTA-SSTR显像剂对SSTR不同亚型的亲和力各异，其中^{68}Ga-DOTA-TATE主要对SSTR2有较高亲和力；^{68}Ga-DOTA-NOC对SSTR3和SSTR5亲和力高；^{68}Ga-DOTA-TOC对SSTR5亲和力相对较高，但低于^{68}Ga-DOTA-NOC。

【适应证】

1. **明确诊断和分期** 定位原发神经内分泌肿瘤并检测其转移部位，明确分期。

2. **再分期** 对已经明确诊断并接受治疗的神经内分泌肿瘤受检者进行随访，以发现是否有残留病灶、是否复发，并再次对疾病进行分期。

3. **判断预后** 显像阳性的神经内分泌肿瘤受检者可能对靶向生长抑素类似物治疗有反应。

4. **指导治疗** 对未出现远处转移者，根治性手术为主要治疗手段；若就诊时已发生远处转移、无法手术，可选择化学治疗、靶向治疗、生物治疗、介入治疗及放射治疗等。

5．**疗效评价**　观察手术、放射治疗、化学治疗或相关放射性核素治疗的效果。

【PET/CT 图像采集】

首选静脉给予示踪剂，推荐剂量2MBq/kg，通常范围为100～200MBq，对肥胖者可在此基础上酌情增量。为获得良好的图像质量，推荐至少注射100MBq。注射SSTR的量应低于50μg，且不能与肠外营养液一起注入。

静脉给药45～60min后开始采集图像。检查前嘱受检者排尿，摘除佩饰、金属异物等，取仰卧位，自然放松。调整床高，将受检者放置在视野中心，根据检查部位决定双臂上举或下垂，采集期间保持体位不动。若扫描全躯干则由股骨上1/3端向头侧方向采集图像。

1．先行CT成像，采集参数见表15-17。

表15-17　CT采集参数

管电流	60～100mAs
管电压	120kV
螺距	≥1.0
矩阵	512×512
扫描方式	螺旋

2．再行PET成像，采集参数见表15-18。

表 15-18　PET 采集参数

每床位采集时间	1 ~ 4min
采集总床位数	视受检者身高，依据 CT 定位扫描而定
矩阵	（128 × 128）~（512 × 512）
床位重叠	25% ~ 50%
采集模式	3D

【技术要点】

1. 因为中心分辨率高，一般情况下，受检者要摆位在视野中心。

2. PET 扫描方向要从下至上，因为刚排完尿液，减少盆腔区膀胱放射性干扰。

3. 图像信息量是保证图像质量的关键，采集时间不能太短，特殊情况如药量偏低时，可选小矩阵，以提高图像信噪比与成像灵敏度。

4. 延迟显像或重复某一部位检查时，CT 剂量建议低于 30mAs，因此时的 CT 图像仅用于对 PET 图像作衰减校正。

【注意事项】

1. 受检者无须禁食，可服用降压药、降糖药等。服用奥曲肽的受检者有所禁忌，长期使用短效奥曲肽者至少应在显像前 24h 停用；使用长效奥曲肽者尽量停药 3 ~ 4 周，推荐在接受下一疗程治疗之前进行显像。

2. 受检者需要良好水化，保证显像剂迅速排出体外。

第九节 ^{99m}Tc-MIBI 和 ^{201}Tl SPECT 肿瘤显像

【概述】

1. ^{99m}Tc-MIBI 肿瘤显像 肿瘤组织摄取 ^{99m}Tc-MIBI 的机制可能与肿瘤组织的血流量和细胞代谢活性相关。^{99m}Tc-MIBI 具有亲脂性，可以穿过肿瘤细胞膜进入细胞质，并与线粒体结合。^{99m}Tc-MIBI 进入细胞的数量受到细胞膜以及线粒体膜两侧电位差及其动力学特性的影响。由于恶性肿瘤细胞通常表现出活跃的生长代谢特征和丰富的血管供应，这些条件维持了较高的跨膜电位差，从而促使 ^{99m}Tc-MIBI 更易进入并聚集在肿瘤细胞中形成高浓度分布。

2. ^{201}Tl 肿瘤显像 ^{201}Tl 的生物活性与钾相似，其在肿瘤细胞中的摄取机制除了与肿瘤组织生长快、局部血供丰富等因素有关，还与细胞膜上的 Na^+-K^+-ATP 酶相关，通过该酶系统的主动跨膜转运过程，使 ^{201}Tl 在肿瘤组织中的聚集增加。

肿块处出现明显放射性浓聚，尤其是延迟影像仍可见的局灶性放射性浓聚者为阳性，提示恶性肿瘤可能性大；在肺癌、乳腺癌等受检者，出现纵隔或腋窝区异常灶状放射性浓聚者，应高度提示为淋巴结转移。

【适应证】

1. 乳腺肿瘤的定性诊断及了解乳腺癌淋巴转移情况。

2. 肺部占位性病变的良恶性鉴别及纵隔淋巴结转移灶的寻找。

3．脑瘤的定性诊断及手术或放疗后随访。

4．甲状腺癌、淋巴瘤、骨骼转移性肿瘤等。

【SPECT图像采集】

首先静脉注射放射性药物，^{99m}Tc-MIBI与^{201}Tl的注射剂量分别为555～925MBq和111～185MBq。

行肺、脑等显像时，取仰卧位或平面或断层采集。乳腺肿瘤显像时，俯卧位、侧位采集可使乳房深部病灶与胸壁分离，并减少心、肝放射性干扰，前斜位采集有助于近中线病灶的显示，断层采集更能帮助原发灶和腋下淋巴结转移的诊断。

1．^{99m}Tc-MIBI成像参数见表15-19。

表15-19　^{99m}Tc-MIBI成像参数

早期显像开始采集时间	给药后10～15min
延迟显像开始采集时间	给药后2～3h
每帧采集总计数	200k～500k
矩阵	128×128，256×256
准直器	平行孔LEHR/LEGP
能峰	140keV
窗宽	20%

2．^{201}Tl成像参数见表15-20。

表 15-20　^{201}Tl 成像参数

早期显像开始采集时间	给药后 10 ~ 20min
延迟显像开始采集时间	给药后 2 ~ 3h
每帧采集总计数	100k ~ 300k
矩阵	128 × 128 或 256 × 256
准直器	平行孔 LEHR/LEGP
能峰	70keV
窗宽	20%

3．断层采集条件见表 15-21。

表 15-21　断层采集条件

准直器	平行孔 LEHR/LEGP
旋转角度	360°
每帧采集角度	3° ~ 6°
时间 / 帧	20 ~ 30s/ 帧（以总采集时间 30min 为参照）
矩阵	64 × 64 或 128 × 128

【技术要点】

1．延迟显像一定要做，这是因为恶性肿瘤常表现为延迟显像肿瘤影像较早期显像更为清晰。

2．若由于肿瘤阳性显像或药物剂量低，导致计数率很低，可以适当减少总计数，避免产生运动伪影。

3．计数率非常低时，可选用小矩阵，以提高图像信噪比与成像灵敏度。

【注意事项】

1．^{99m}Tc-MIBI 的标记率应＞95%。

2．受仪器分辨率的限制，小于 1cm 的肿瘤及其转移灶难以发现。

第十节　^{67}Ga SPECT 肿瘤显像

【概述】

^{67}Ga 由回旋加速器生产，物理半衰期为 78h，衰变时发射多组能量的 γ 射线，其中适合显像的能量主要为 93keV、184keV 和 296keV 三种。

^{67}Ga 静脉注射后与血浆转铁蛋白结合，在血中运行，部分经尿、粪便排出，多处放射性浓聚区属于正常生理性分布。

【适应证】

1．良恶性肿瘤的鉴别诊断。

2．肿瘤及转移灶定位诊断，寻找原发部位不明的可疑肿瘤病灶。

3．肿瘤与结节病的鉴别诊断。

4．恶性黑色素瘤辅助分期及术后随访。

【SPECT 图像采集】

首先静脉注射 ^{67}Ga- 枸橼酸，成人用量 185 ~ 370MBq。成像参数见表 15-22。

表 15-22　^{67}Ga- 枸橼酸成像参数

常规像开始采集时间	给药后 48 ~ 72h
延迟显像开始采集时间	给药后 7d
每帧采集总计数	100k ~ 300k
全身扫描速度	10cm/min
矩阵	局部 128 × 128 或 256 × 256；全身 256 × 1 024
准直器	平行孔 MEGP
能峰	93keV、185keV 和 300keV
窗宽	20%

MEGP：中能通用准直器。

断层采集条件见表 15-23。

表 15-23　断层采集条件

准直器	平行孔 MEGP
旋转角度	360°
每帧采集角度	3° ~ 6°
时间 / 帧	20 ~ 30s/ 帧（以总采集时间“30min”为参照）
矩阵	64 × 64 或 128 × 128

【技术要点】

1. 受检者于检查前 1 周停用铁制剂，腹部检查时须前 1d 服用缓泻剂并于检查前清洁灌肠。

2. 若由于肿瘤阳性显像或药物剂量低，导致计数率很低，可以适当减少总计数，避免产生运动伪影。

3．计数率非常低时，可选用小矩阵，以提高图像信噪比与成像灵敏度。

【注意事项】

1．^{67}Ga肿瘤显像为一种非特异性阳性显像检查，除了恶性肿瘤组织具有较高的摄取外，炎症病灶也可呈阳性摄取，分析图像时必须注意鉴别。若有明显非对称性肾放射性分布也应视作异常。

2．由于生理性分布，必须注意时相及多体位检查。

第十一节　放射免疫SPECT显像

【概述】

单克隆抗体对相应的抗原决定簇具有高度特异性。标记抗体进入人体后，与其相应的抗原相结合，从而显示肿瘤或相应组织所在的部位，是一种无创伤性的定位、定性诊断和检测肿瘤或其他病灶的方法。

【适应证】

1．淋巴瘤、肺癌、前列腺癌、脑瘤、结直肠癌、卵巢癌、胃癌、肝癌等肿瘤的诊断和定位。

2．用于自身免疫疾病、器官移植、神经系统疾病、心脏和循环系统疾病的诊断。

3．检测移植组织的急性排斥反应。

【SPECT 图像采集】

首先静脉注射放射性药物，^{131}I-McAb 完整抗体用量 74 ~ 148MBq；^{99m}Tc-McAb 抗体片段用量 370 ~ 740MBq。

受检者取仰卧位，自然放松，将靶器官置于视野中间，根据检查需要，相应选取前后位，后前位和左右侧位成像。

1. ^{131}I-McAb 完整抗体成像参数见表 15-24。

表 15-24　^{131}I-McAb 完整抗体成像参数

开始采集时间	给药后 24h
每帧采集总计数	100k ~ 300k
矩阵	128 × 128 或 256 × 256
准直器	高能平行孔型准直器
能峰	364keV
窗宽	20%

2. ^{99m}Tc-McAb 抗体片段成像参数见表 15-25。

表 15-25　^{99m}Tc-McAb 完整抗体成像参数

开始采集时间	给药后 2 ~ 4h
每帧采集总计数	200k ~ 400k
矩阵	128 × 128 或 256 × 256
准直器	平行孔 LEHR/LEGP
能峰	140keV
窗宽	20%

【技术要点】

1．若由于肿瘤阳性显像或药物剂量低，导致计数率很低，可以适当减少总计数，避免产生运动伪影。

2．计数率非常低时，可选用小矩阵，以提高图像信噪比与成像灵敏度。

【注意事项】

1．根据临床需要，选择多体位显像，必要时加做断层。

2．与受检者做好沟通，告知其检查过程中需要配合的事项，保证图像质量。

第十六章
体外分析技术

体外分析技术是泛指以离体组织、血液或体液等作为生物样本，在人体外进行分析样本中成分或其含量的检测技术。在临床核医学工作中，诊断分为体内诊断和体外诊断。体内诊断主要以脏器显像和功能测定为内容，体外诊断则主要以体外分析为内容。从体外分析的发展进程来看，放射体外分析占据重要位置，其中放射免疫分析（radioimmunoassay，RIA）技术是在核医学中建立最早、应用最广泛的体外分析技术，开创了微量物质检测的新纪元。体外分析技术是核医学重要组成部分，广泛用于疾病的早期诊断、治疗决策、疗效评估和预后判断，以及分子生物学、细胞生物学和分子药理学等医学基础研究。

第一节　放射免疫分析

【原理】

放射免疫分析法的基本原理是，放射性核素标记的抗原（*Ag）和未标记待测抗原（Ag）与限量的特异性抗体

（Ab）进行竞争性免疫结合反应，这一过程见公式16-1。

$$
\begin{array}{c}
{}^{*}Ag + Ab \rightleftarrows {}^{*}Ag - Ab + {}^{*}Ag \\
+ \\
Ag \\
\downarrow\uparrow \\
Ag - Ab + Ag
\end{array}
\qquad \text{（公式 16-1）}
$$

*Ag为标记抗原；Ag为非标记抗原；Ab为特异性抗体；*Ag－Ab为标记抗原－抗体复合物；Ag－Ab为抗原－抗体复合物。

因为*Ag和Ag两者的免疫活性相同，对Ab都具有同样的亲和力。当反应体系中Ab和*Ag为恒定量、*Ag和Ag的总量大于Ab上的有效结合点时，*Ag、Ag、Ab三者在合适条件和充分反应下，*Ag和Ag两者竞争性地与Ab结合，并相互抑制，形成一定量的抗原－抗体复合物。生成的*Ag－Ab的量与Ag的量呈函数关系。

以不同量的已知标准品抗原浓度为横坐标，以B%或B/B0%为纵坐标，绘制出B%或B/B0%随Ag量变化的标准曲线，然后以同样办法测得被测样品的B%或B/B0%，就可以从标准曲线上查出被测样品的浓度。结合率B%＝B/(B＋F)×100%；B代表*Ag－Ab的放射性；F代表游离的*Ag放射性；B0表示不含非标记Ag管的最大结合放射性。

【基本试剂】

放射免疫分析的反应中主要包括三种试剂：抗体、标记抗原、标准品。除此之外，试剂盒还提供质控品、分离试剂或材料、缓冲液。

1. 抗体 需要选择亲和力大、特异性强、滴度高的抗体。抗体的亲和力是指特定抗原和抗体之间的结合能力及结合的牢固程度。亲和力大，反应中结合速度快、解离度小，亲和力的大小用亲和常数表示。抗体的特异性是指抗体分别与相应抗原和抗原结构类似物的结合能力的比较。抗体和抗原结构类似物的结合称为“交叉反应”。交叉反应越小，特异性越强。抗体的滴度以免疫反应中所需抗血清稀释度的倒数来表示，稀释倍数越高，滴度也越高。一般选用 B% 为 50% 时所对应的抗血清的稀释度作为抗血清的最适稀释度。

目前，RIA 抗体由专业研究单位及生产 RIA 试剂盒的厂家提供，有单克隆抗体（McAb）和多克隆抗体之分。前者的特异性更好，可使抗体的来源得到长期保证，后者更容易获得高亲和力。

2．标记抗原 目前常用于标记抗原的放射性核素是 ^{125}I、^{14}C 和 ^{3}H，大分子抗原（蛋白质）主要用 ^{125}I 标记，小分子半抗原用 ^{125}I 或 ^{3}H。^{125}I 标记抗原可以用 γ 计数器测量，方法简便，半衰期适宜，便于运输、保存，因此应用最广泛。关键是比活度和放射化学纯度要高，还要有很好的免疫活性。

3．标准品 是样品定量的基础，它的质和量的变化会直接影响测量结果。要求如下：①较好的溯源性；②高纯度，影响分析的杂质少；③定量精确。

4．质控品 质控品是一组与待测样品性质相同但含量已知的样品，它们是专为质量控制而制备用在检验结果的偏差和漂移监测中起着决定性的指标。

5．分离方法 分离的目的是反应达到平衡后，使抗原抗体复合物和游离抗原分开，分别测量其放射性。理想的分离技术要使B与F分离既完全又快速，不易受外界因素的干扰，分离试剂廉价易得，操作简便，重复性好。常用的分离方法如下：

（1）双抗体法：用抗原免疫动物产生相应的抗体作为第一抗体，然后以第一抗体为抗原，再免疫另一动物所产生的抗体为第二抗体。当反应完成后，于反应液中加入第二抗体，第二抗体则与含有第一抗体的免疫复合物相结合形成第二抗体复合物，其分子量比第一抗体复合物大，可离心分离。优点：非特异性结合低，使用方便。缺点：操作时间长，第二抗体用量多，易受环境蛋白质及盐含量的影响。

（2）沉淀法：在含有B与F反应液的pH处于等电位点，加入适当浓度的聚乙二醇（PEG）或碱金属中性盐（如硫酸铵），将B沉淀下来，与F分离。优点：分离速度快，价格便宜。缺点：非特异性结合较高，分离效果易受pH、离子强度和温度影响。

（3）双抗体沉淀法：此方法取之前两者的优点，易分离、速度快、特异性强、价格低廉、使用方便，弥补了操作时间长等不足。

（4）吸附分离法：应用特殊处理的吸附剂，最常用的是葡聚糖包被的活性炭，其表面有微细网眼，可吸附小分子物质，而大分子的抗原–抗体复合物则在反应液中，离心后使B和F分离，吸附分离法简单快速，经济易得，但非特异性结合偏高，缺乏专一性，干扰因素较多。

（5）固相分离法：预先将抗体包被在固相载体上，抗原抗体在固相载体上进行反应，达到平衡后将未结合的游离抗原洗去，测定固相载体上的放射性。固相载体品种较多，如纤维素、塑料、凝胶颗粒、多孔玻璃微球等。此方法的优点是：操作简便、快捷，不用离心，且分离效果好。不足是：抗体活性的回收率低。因大分子抗体与固相连接时会造成亲和力下降，灵敏度会受影响。

【检测步骤】

RIA 的操作一般包括加样、孵育、分离结合或游离部分、测放射性、数据处理等五个步骤。

1．加样　一系列试管中加入相同剂量的抗体、相同剂量的标记抗原、不同剂量的标准品或一定量样品。有两种方式：一种是经典加样法，即抗体、标记抗原及标准品或样品全部加完后开始孵育；另一种是顺序加样法，即先加抗体和标准品或样品，孵育一定时间后再加入标记抗原。后一种加样法可以提高检测的灵敏度，但稳定性和重复性降低。此外，非特异性结合（non-specific binding, NSB）管不加抗体，只加标记抗原，测得的放射性代表分离材料对标记抗原的非特异性吸附。所有试管测得的总结合减去 NSB 才是抗原抗体的特异性结合。

全部试管的加样总体积应一致，并保持一定的 pH，因此试剂都以同一缓冲液配制，并以同一缓冲液将各管补足到相同体积。

2．孵育　不同分析对象反应达到平衡所需孵育时间和温度不同。有的随温度降低而亲和力提高，分析灵敏度也提高；有的则温度对亲和力的影响不大，但温度降低将使达到平衡的时间延长，所以选用什么孵育温度应衡量所需的灵敏度及临床需要检验报告的缓急来选定。

3．分离结合和游离部分　参照前面所述，根据需求选择分离方式，将结合和游离部分分开。

4．**测放射性** 如果是 ^{125}I 标记抗原，通常都用 NaI 闪烁计数器测量每分钟计数（cpm），如果是 ^{3}H 标记的抗原，需要液体闪烁计数器对其进行测量。

【数据处理】

数据处理是将实测结果在标准曲线上换算成标本中待测物的量。目前应用的主要是以质量作用定律为基础的几种数学模型。

1．**Logit-Log 模型** 其函数式见公式 16-2。

$$\mathrm{Logit\,(Bx)} = \mathrm{Log}\left(\frac{\mathrm{Bx}}{\mathrm{Bo}-\mathrm{Bx}}\right) = \mathrm{a} - \mathrm{b} \times \mathrm{LogX}$$

（公式 16-2）

标准管的剂量为 X（X1，X2，……），Bo 为 X=0 时的结合率，Bx 为（X=X1，X2，……）时的结合率，a 为截距，b 为斜率。

本法优点是简单，用计算器也可拟合，缺点是：① Log0 无解，拟合时丢掉 0 剂量点，降低了灵敏度；②如有突出值，整条拟合线会偏离；③在顺序加样法中不是直线，不可用。

2．**四参数 Logistic 模型** 本法从 Logit-Log 法演化而来，其函数式见公式 16-3。

$$\mathrm{Y} = \frac{\mathrm{a}-\mathrm{d}}{1+(\mathrm{X}/\mathrm{c})^{\mathrm{b}}} + \mathrm{d} \qquad \text{（公式 16-3）}$$

公式中 *Y* 是各实验点的结合率（包括 NSB），*X* 是各点的剂量。a、b、c、d 是四个参数。a 代表 0 剂量时的结合率（包括 NSB），b 代表 Logit-Log 函数中的斜率（拟合时先由计算机求出），c 代表结合率（减 NSB）降低一半时 X 的剂量，d 代表 NSB。

本法通过拟合求 NSB，而且不丢失 0 剂量点，所以优于 Logit-Log 法。但是：①理论上可导出，本法只适用于平衡法，若要用于顺序加样法，应略加改变，变为五参数 Logistic 模型；②也会受突出值影响而偏离。

3．四参数质量作用定律模型　其函数式见公式 16-4。

$$R^2[b(c+p^*+X)+q]+R[c(b-1)+q-p^*-X]-c=0$$

（公式 16-4）

式中 $c=1/Ka$，p^*=标记抗原初始浓度，q=抗体初始浓度，b=NSB 所占游离抗原的百分比，R=F/B，X=标准品或待测物的量。

本法的特点是：①采取稳健回归法进行曲线拟合，在大多数情况下能排除突出值的干扰；②严格根据质量作用定律推导；③把 NSB 作为与游离标记抗原成比例的参数引入模型的函数，不必事先减去；④不仅适用于平衡法，也适用于顺序加样法。

第二节　免疫放射分析

【原理】

免疫放射分析（immunoradiometric assay，IRMA）的原理是将放射性核素标记抗体（$^*Ab$）和待测抗原（Ag）混合反应后，形成 Ag^*Ab 复合物，除去游离的标记抗体，其放射性强度与待测抗原量呈正相关。可用公式 16-5 表示。

$$[Ag] + [^{*}Ab] \leftrightarrows [Ag^{*}Ab] \quad \text{（公式 16-5）}$$

抗原　过量抗体　　复合物

【基本试剂】

一般试剂盒都包括三种主要试剂：标记抗体、标准品、分离试剂或材料，很多试剂盒还提供缓冲液及质控样品。

1．**标记抗体**　标记抗体必须亲和力高、特异性高。通常用 ^{125}I 标记 McAb 或多克隆抗体。一般说首先要保证特异性，所以多数试剂盒选用 McAb。为了保证标记抗体的特性与未标记前一致，制备标记物的条件要温和，每一抗体分子最好仅含一个 ^{125}I 原子。

2．**标准品**　标准品是定量的依据，要求纯度尽量高，配制时浓度应准确，并注意保存。

3．**分离试剂和材料**　即固相抗体，所用抗体必须和标记抗体针对不同抗原决定簇。该抗体预先牢固地吸附在某种固体支持物上，待测抗原一个抗原决定簇和标记抗体结合，另一个抗原决定簇和固相支持物上的非标记抗体结合，便能和游离抗体分开。固相材料选用同 RIA。

4．**质控品及缓冲液等**　同 RIA。

【检测步骤】

IRMA 的检测方法一般也包括加样、孵育、分离结合和游离部分、测放射性、数据处理五个步骤。很多方面和 RIA 相似。由于不是竞争结合，不存在经典加样法和顺序加样法之分。但是从加样顺序及所用标记试剂的不同，又有几种情况。

1．**双抗体夹心法**　即抗原 + 固相抗体→结合后 + 标记抗体结合；或者标记抗体 + 抗原结合后→固相抗体结合。

2．**标记第三抗体法**　又称标记双抗法，这种方法是将 ^{125}I 标记在第三个抗体上，此时原来带标记的用作分析试剂的抗体不带标记，而标记的第三抗体则是针对该分析抗体的，如果分析抗体是鼠的抗体，则第三抗体用兔 / 羊抗鼠的抗体。第三抗体往往在前两个抗体已经和抗原充分反应后再加。最后形成固相抗体 - 待测抗原 - 非标记分析抗体 -^{125}I 标记抗体复合物。

3．**双标记抗体法**　是利用抗原有多个抗原决定簇，在单抗制备上筛选出 3 个以上的特异性单克隆抗体，其中一个涂饰在固相上，另外两个分别进行 ^{125}I 标记，这样的复合物比活度高，利于提高灵敏度和精密度。

4．**生物素一抗生物素蛋白分离法**　该方法对提高灵敏度及缩短分析时间有较明显的效果。生物素可以用来标记抗体，用生物素标记的抗体代替 ^{125}I 标记的分析抗体，充分反应后再加 ^{125}I 标记的抗生物素蛋白，形成固相抗体 - 待测抗原 - 生物素标记抗体 -^{125}I 标记抗生物素蛋白复合物，使分析灵敏度明显提高。

【数据处理】

IRMA 的数据处理除数学模型外都和 RIA 相仿，质控也和 RIA 相同，此处不再重复，仅就数学模型作一简要叙述。

早期曾认为四参数 Logistic 是 IRMA 较好的数学模

型。但是四参数 Logistic 模型只适合对称性曲线，而实际上 IRMA 的曲线是不对称的，因此近年来已不主张应用，Logit-Log 法当然也是不合适的。目前认为可以应用的曲线拟合法有以下三种：

1．**平滑样条函数** 把各点直观地连起来加以平滑，待测样品以内插法求得含量。此法遇有突出值时影响较大，对于要求高的实验不宜采用。

2．**五参数 Logistic 模型** 在四参数 Logistic 模型上加一不对称因子，本法虽适用于 IRMA 的多数场合，但是不对称因子是一经验参数，并非来自质量作用定律。其函数式见公式 16-6。

$$Y=\frac{a-d}{[1+(X/c)^{b}]^{c}}+d \qquad \text{（公式 16-6）}$$

3．**三参数质量作用定律模型** 函数式见公式 16-7。

$$R^{2}[b(c+q)+X]+R[c(b-1)+d-q]-c=0 \qquad \text{（公式 16-7）}$$

式中各参数的含义与 RIA 的四参数质量模型相同。该模型已用稳健回归法编成应用软件，经多年来多个 IRMA 系统的实际应用，结果是令人满意的。

【IRMA 与 RIA 特点比较】

1．在 RIA 中核素标记抗原，在 IRMA 中核素标记抗体。抗原有不同种类，根据其化学结构，标记时需用不同的核素和不同的方法。抗体为蛋白质，有利于碘化标记，不同抗体标记方法基本相同。

2．反应速度与反应物的浓度成正比，在 IRMA 中标记抗体是过量的，而且不存在竞争结合反应，所以反应速度较 RIA 快。在 RIA 中抗体量是限量的，所以一定要用高亲和力的多克隆抗体，而在 IRMA 中应用亲和力较低的 McAb 也能得到满意的结果。

3. RIA 为竞争性抑制，测得放射性的量与待测抗原成反比；IRMA 为非竞争结合，剂量反应曲线为正相关的直线关系。

4. IRMA 中标记抗体和固相抗体用量较多，一般均用来源丰富、特异性较高的 McAb；RIA 中应用的是多克隆抗体，亲和力要求较高，但用量较少。因此 IRMA 交叉反应率低于 RIA。

5. IRMA 与 RIA 分析比较，标准曲线的工作浓度：通常 RIA 的工作范围为 2～3 个数量级，而 IRMA 可达 3 个数量级以上。

6. RIA 中加入的抗体和标记抗原都是定量的，加样误差可严重影响测定结果。IRMA 中标记抗体和固相抗体在反应中都是过量的，只有待测标本的加样误差才会影响分析结果。因此，IRMA 的批内和批间变异均比 RIA 小。

7. RIA 可以测定大分子量与小分子量的物质，双位点 IRMA 只能测定在分子上具有 2 个以上抗原表位的物质。

RIA 与 IRMA 特点比较总结见表 16-1。

表 16-1　RIA 与 IRMA 特点比较

RIA	IRMA
竞争性抗原抗体结合反应	非竞争性抗原抗体结合反应
标记抗原	标记抗体
所用抗体是限量的	所用抗体是过量的

续表

RIA	IRMA
*Ag－Ab 的量与待测 Ag 的量呈负相关	Ag*Ab 的量与待测 Ag 的量呈正相关
反应到达平衡慢	反应到达平衡快
可测量范围窄	可测量范围宽
适用于大、小分子物质检测	只适用于大分子物质检测

第三节　放射受体分析与受体的放射配体结合分析

放射受体分析（RRA）和受体放射性配体结合分析（RBA）均是建立在放射性标记配体与受体之间的结合反应，是目前对受体分子进行定量和定位分析研究的灵敏、可靠的一项技术。在药物设计、作用机制、生物效应及疾病的病因探讨、诊断和治疗等方面有较好的应用。

【放射受体分析】

放射受体分析（radioreceptor assay，RRA）的原理与 RIA 相似，也属于竞争结合分析，是应用放射性核素标记配体，在一定条件下与相应的受体结合成配体 - 受体复合物。放射受体分析可用于测定非标记配体的量。

RRA 是以配体与受体间的特异性结合反应为基础的分析技术，在反应体系中限量标记配体（L^*）和变量的非标记待测配体（L）与定量的特异受体（R）发生竞争结合反应，通过测定 $[LR]^*$ 复合物的放射性来计算出待测非标记配体的量。这一过程可用公式 16-8 表示。

$$L^* + L + R \rightleftarrows [LR]^* + [LR] \qquad （公式 16-8）$$

【受体放射性配体结合分析】

受体放射性配体结合分析（radioligand binding assay of receptor，RBA）是放射性核素标记的配体与相应的受体进行特异性的结合，从而对受体进行的定性和定量的反应。RBA 较少用于常规临床检查，因为放射性标记配体在使用和存放过程中因核素的脱落和衰变也易失活，导致结果不稳定。然而，对于发现未知物质、受体亚型的分析、研究激素构造及探讨生物活性等，是一种非常有效的研究手段。

第四节　放射体外分析的质量控制

【评价试剂盒质量的主要技术指标】

1．灵敏度（sensitivity）　是指测定方法的最小可检出量，即从生物样品中能够检出某物质的最小浓度。RIA 的灵敏度是指能够测定的用统计学方法可以与零剂量管相区别的最小量。

2．准确度（accuracy）　指测定值与已知真实值在数量上的符合程度，可用回收率来表示（回收率＝测量值/真实值 ×100%）。一般要求达到 90%~110%。

3．精密度（precision）　又称重复性，是指同一样品在多次重复测定中所得结果的一致程度。一般用变异系数（coefficient of variation，CV）来表示该方法的精密度（precision），RIA 通常要求批内 CV＜5%，批间 CV 在

5%～10%之间。

4．**特异性（specificity）** 主要取决于抗体的特异性，交叉反应越少，特异性越好。

5．**稳定性（stability）** 指试剂盒在适宜的贮存条件下（温度、湿度、光线等），在有效期内保持原有性能不变的能力。

6．**健全性（perfectly）** 是评价标准品与被测物的免疫活性是否相同，为此，它应有合理的正常值及正常范围，正常与异常之间有良好的界限，借助标准曲线与样品稀释曲线的平行性，来分析方法的可靠性。

【质量控制】

放射体外分析是一种超微量分析方法，样品量甚微，反应环节多，干扰因素多，易出现误差。如：仪器的性能、试剂和样品的质量、检测方法和操作人员的水平等，均可影响结果的可靠性，所以放射体外分析必须进行质量控制。

质量控制（quality control，QC）的目的是对整个分析过程中的任何环节造成的误差进行经常性的检查，以保证分析误差控制在可接受的范围内，因此严格的质量控制非常重要。放射体外分析的质量控制包括：实验室内部质量控制（简称室内质控）和实验室间质量评价（简称室间质评）。前者是实验室内的专业技术人员通过对整个检测系统的性能评价，评价检测结果的精确度；后者是由地区性或全国性机构通过发放一定数量的样本给各实验室进行检测，再收集各实验室的结果进行比较，得出共性或个性的信息，并反馈给参加室间质评活动的各实验室，以促进持续改进。因此，室间质量评价考查实验室的准确性。

1. 室内质控　实验误差分两大类：随机误差及系统误差。前者的出现纯属随机现象，例如因各样品加样、分离、测量等步骤的差异引起复管差异过大。后者的出现则是由于整批实验发生了某一系统变化，使很多样品受到类似的影响，例如标准品浓度不准或待测样品所用加样器不准，结果所有待测样品都偏低或偏高。随机误差是不可避免的，只能将之控制在可接受的范围内，而系统误差则是可以且应当设法避免的。室内质控就是要对这两类误差进行监控，监控的主要内容如下：

（1）非特异性结合率（NSB%）：是指不加特异性抗体时标记抗原与非特异物质的结合率，一般要求<5%，NSB% 增高，测定结果的假阳性率增高。

（2）零标准管结合率（B0%）：即最大结合率，当标准抗原为零时标记抗原与抗体的结合率，一般要求在 30%～50%。该指标主要反映特异性抗体的质量是否稳定。且最低浓度管和最高浓度管的结合率之差应>30%。

（3）标准曲线参数：截距 a，斜率 b 和相关系数 r 是标准曲线的主要质控指标，要求 a、b 值稳定，r>0.99。标准曲线可用部分的斜率越大，灵敏度越高，但可测量的范围相对变小。

（4）ED25、ED50、ED75：即标准曲线的结合率在 25%、50%、75% 时对应的抗原浓度值，它反映标准曲线的稳定性，有助于批间结果的比较。

（5）质控品：质控品是已知或未知含量的样品，专门为质控而制作，预先分装，妥善保存，可供多次使用。每批实验选高、中、低含量的三个样品，与未知样品同样处理，而且每一含量分成两份或三份，分别排在一系列待测样品的起始、中间（待测样品较少时可略去）和末尾。对未知质控品，通常以20次的测定结果来计算均值（$\bar{x}$）和标准差，定出质控限（$\bar{x} \pm 2S$ 为警告限，$\bar{x} \pm 3S$ 为失控限）。当一个质控结果$>3S$或2个质控结果同一方向$>2S$时，或3个质控结果同一方向$>1S$，即为失控。质控品如失控，则该批样品结果须舍弃，且要查找原因，待纠正后重新检测该批样本。

2．室间质评 室间质评应由第三方（卫生健康委认定室间质量评价机构）组织实施。方法是把多个样本周期性地发送到实验室进行分析，将每个实验室的结果与其他实验室结果或指定值进行比较，并将比较的结果报告给参与的实验室。这种评价可以客观地反映各实验室的结果，并发现实验室本身不易发现的不准确性，了解室间结果的差异，帮助其校正。显然，室间质评是建立在室内质控基础上的。对于一个实验室来说，主要是内部质量控制，尤其要控制批间误差，使得测定结果具有连续性和可比性。

3．放射体外分析产生误差的主要原因

（1）仪器和设备：γ计数器应保证在最佳工作状态，设备本身无放射性污染；离心机离心温度要保持4℃，否则会使沉淀物不牢靠，影响分离效果；另外要防止使用漩涡混匀器时将溶液溅出试管外。

（2）加样器具和容器：放射体外分析是微量操作技术，所使用的移液器除应定期校准外，还应观察其气密程度，操作中更应注意正确的排液方式及是否存在气泡和残留。

（3）试剂：确保各种试剂在有效期内使用，标记物随时间延长会受到核素脱标和物理衰减的影响。标准品和结合剂应避免反复冻融。

（4）样品：根据检测要求制备相应的样品，及时保存、避免溶血，还应考虑采集样本时体位、时间、月经周期等情况对检测结果的影响。

（5）操作：操作技术不熟练是产生随机误差的主要原因，其中加样环节尤其重要，还包括容器是否受污染，离心后的上清液倾倒技巧等。非放射性标记免疫分析的自动化设备可有效降低上述误差。

（6）数据处理：目前没有任何一种拟合方式能满足所有的检测系统，世界卫生组织（WHO）推荐四参数 Logistic 法，其适应性强。

4．签发检测报告注意事项

（1）检测结果与临床症状不相符时，应复查原标本；若仍然不相符时，电话通知临床科室，重新采集受检者标本，再次进行复查后报告。

（2）对检验危急值，在确定仪器设备正常的情况下立即复查，复查结果与第一次结果吻合无误后，立即电话通知临床，并详细记录。

（3）测定结果必须由有经验的中级或以上资质的人员复核后签发，实习或进修人员不得签发报告。

（4）多项指标联合检测时，如有矛盾应及时复查后签发，对异常结果及特殊病例应与临床医师沟通。

第五节　非放射性标记免疫分析

【酶免疫分析】

1．原理　酶免疫分析（enzyme immunoassay，EIA）的原理与 RIA 或 IRMA 基本相同，不同的是用酶分子替代放射性核素标记抗原或抗体，经竞争性或非竞争性免疫结合反应，产生的免疫复合物，其中的酶催化特定底物，生成有色产物，根据有色产物的吸光度不同来对受检样品作定性或定量分析。

2．分类

（1）均相 EIA：酶与半抗原结合为酶标半抗原，标记抗原与抗体结合后，酶的活性即被抑制，因此不需加入分离剂，直接测定游离酶标半抗原的酶活性即可推算被测半抗原的量。EMIA 主要用于小分子抗原或半抗原的定量如激素、药物或毒品等的分析。

（2）非均相 EIA：酶标抗原或抗体与标本中的待检抗体或抗原结合，分离除去未结合酶标抗原或抗体后，加入酶底物显色即可作定性或定量分析。常用固相分离法，又称为酶联免疫吸附分析（enzyme-linked immunosorbent assay，ELISA），与均相 EIA 相比，该法应用范围广，可标记各种抗原和抗体。

1）按所用固相物质不同又可分为板式 ELISA 和管式 ELISA。①板式 ELISA：全部反应和比色都在塑料微孔板中进行。目前国际通用 8×12 的 96 孔板。②管式 ELISA：用小管作为反应容器和比色管，反应体积大，可测量的浓度范围宽，可在一定程度上提高检测灵敏度。

③小珠：一般直径为 6mm，吸附面积明显增大。

2）按抗原抗体结合方式

竞争结合酶免疫法：标记抗原与待测抗原竞争地与抗体相结合。

非竞争结合酶免疫法：抗原抗体之间的反应不存在竞争性。①直接 ELISA：酶标记抗体与待测抗原非竞争结合，再与固相载体形成复合物，称双抗体夹心法，常用于测定较大分子抗原。②间接 ELISA：酶标记的第二抗体作为一种通用试剂，可与任何第一抗体结合。

3．基本试剂

（1）酶标抗体（抗原）：常用的酶为辣根过氧化物酶（horseradish peroxidase，HRP）和碱性磷酸酶（alkaline phosphatase，ALP），要求酶标记物稳定不失活，4℃可保存数月。

（2）固相抗体（抗原）：聚苯乙烯微孔条，透明度高，吸附性能好，材质均匀，孔间差异小。包被抗原纯度高，包被抗体效价高，亲和力强，4℃、密封、避光、干燥的环境中保存，一般可保存 6 个月。

（3）底物：底物应稳定，易于保存。邻苯二胺（OPD）为白色粉末，易于氧化并对光敏感，应密封保存于棕色瓶内，4℃干燥环境下存放，临用前配制。而四甲基联苯胺（TMB）配制后密封保存在棕色瓶内，4℃可存放半年。

4．检测方法

（1）仪器设备：专用微量加样器、加样头、平板振荡器、水浴箱或孵箱、洗板机、酶标仪。全自动酶联免疫分析系统，可精确控制反应条件，结果更为可靠。

（2）样品采集、处理和储存见放射免疫分析部分。

（3）经典的ELISA分析方法包括：固相包被抗体→待测抗原→酶标记抗体→底物→显色→测定等步骤，详见各项目说明书。

5．注意事项

（1）HRP对金属污染物很敏感，因此对试剂和试验用水的要求较高，应用双蒸水或去离子水。另外，HRP对细菌及抑菌剂如NaN_3特别敏感，因此用NaN_3防腐的标本不可用于HRP标记的一步法ELISA。

（2）ALP有两种来源：牛的肠黏膜和大肠杆菌，二者的最佳酶活度的pH不同，前者pH为10，后者pH为8。无机磷酸盐是ALP的强抑制剂，因此试验中应避免使用PBS液；金属络合剂如EDTA也是ALP的强抑制剂，应注意避免。

（3）OPD可能有致癌作用，故目前倾向用TMB代替。

（4）加样力求准确，不可溅出或产生气泡。手工洗板比较烦琐，建议使用自动洗板机。

（5）孵育最好在水浴中进行，ELISA板底应贴着水面，使温度迅速平衡，各板不可重叠，板上应加盖防止蒸发。如在孵育箱中反应，应将板置于湿盒中。

（6）环境温度变化是影响试剂盒质量的重要因素。

6．ELISA的特点

（1）虽然普通分光光度计的灵敏度不如放射性测量仪，但酶反应有放大作用，少量酶分子可以形成大量有色产物，因此ELISA的灵敏度与RIA相当。

（2）ELISA技术一旦将底物显色后即难以复原，显色反应往往需要在一定时间内读数，因此是一次性的，无法重复测量，这是酶标记不如放射性标记之处。

【时间分辨荧光免疫分析】

时间分辨荧光免疫分析（time-resolved fluoroimmunoassay，TRFIA）是20世纪80年代初问世的一种超灵敏度的标记免疫检测技术。其主要原理是以镧系元素铕（Eu^{3+}）等标记抗体或抗原为示踪剂，利用增强液的荧光放大作用和时间分辨荧光法排除样品或试剂中非特异性荧光物质的干扰，最大限度地提高了检测方法的灵敏度和特异性。

1．原理　TRFIA原理和基本流程与RIA相似，总体上分为竞争法和非竞争法两类，前者多用于小分子半抗原，后者用于大分子化合物。

2．TRFIA的特点

（1）灵敏度及特异性高，操作简便，自动化程度高，检测时间短，量程宽。

（2）标记物容易制备，稳定性好，有利于长期保存。荧光增强剂含一定有毒物质，废物处理需特别注意。

（3）镧系元素有15种之多，各个成员发射光谱不同，因此可以制成多标记的试剂盒，同时测定两种以上的待测物质。

（4）仪器主要依靠进口，试剂盒种类较少，虽然国产仪器和试剂盒已研制成功，但还需要进一步完善。

【胶体金标记分析】

胶体金标记分析技术（colloidal-gold immunoassay，CGIA）是以胶体金为标记物，应用于免疫组织化学或免疫分析中，对抗原或抗体物质进行定位、定性乃至定量研究的标记技术，它已成为继放射性核素、荧光素和酶等标记技术之后的又一种新的标记技术。

胶体金标记是利用氯金酸（$HAuCl_4$）在还原剂作用下，金离子被还原后聚合成直径 1～150nm 的金颗粒，由于静电作用，金颗粒之间相互排斥而悬浮成为一种稳定的胶体状态，形成带负电的疏水胶体溶液，故称胶体金。胶体金标记实际上就是蛋白质等高分子物质被吸附到胶体金颗粒表面的包被过程。因胶体金溶液中的金离子所聚合形成的金颗粒直径小，仅以纳米计（1～150nm），故又称纳米金。因此，CCIA 又称为纳米金标记技术（nanogold labelling technique）。

胶体金本身为红色，不需要加入发色试剂，与 RIA 或 IRMA 比，不需分离结合物；与 EIA 比，不需要终止底物反应步骤，因而它具有简单、快速、准确和无污染等优点，在医学、动植物检疫、食品安全监督各领域得到了日益广泛的应用。目前发展的胶体金试纸条由于其方便、快捷、可操作性强而日益受到大家的重视。

【化学发光免疫分析】

化学发光免疫分析是基于化学发光反应和免疫反应结合建立起来的免疫分析技术。它既有免疫反应的高特异性，又有化学发光的高敏感性。化学发光免疫分析采用化学发光物质作为标记物，根据发光原理的不同，可分为三类：直接化学发光免疫分析、化学发光酶免疫分析、电化学发光免疫分析。

1. **直接化学发光免疫分析** 直接化学发光免疫分

析（chemiluminescence immunoassay，CLIA）是用发光物质标记抗体或抗原，标记的发光物质通过氧化反应获得能量，处于激发态，当返回基态时以光子的形式释放能量，其发光强度与被测物质浓度相关。用于标记物的化学发光物质有：①氨基苯二酰肼类即鲁米诺及其衍生物，如氨己基乙基异鲁米诺（AHEI）、氨丁基乙基异鲁米诺（ABEI）、半琥珀酰胺、硫代异氰酸等；②吖啶酯类；③苯酚类化合物；④咪唑类；⑤芳基草酸酯类。

目前应用较为广泛的是吖啶酯。吖啶酯是一种三环有机化合物，在碱性介质中易氧化，其氧化过程经历多价键的断裂，经过一个二氧酮的中间体，产生一个电激发的10-甲基吖啶酮，当它恢复到基态时，在430nm处释放出光子。吖啶酯的特点是：①分子量小，因而对被标记物的空间位阻小；②发光反应快速而强烈，背景噪声低；③直接发光，无须酶催化，反应时间短，误差小；④受pH和温度影响小，检测精确度高；性质稳定，试剂保存期长。

2．化学发光酶免疫分析 化学发光酶免疫分析（chemiluminescence enzyme immunoassay，CLEIA）是将化学发光物质作为酶的发光底物，由酶触发化学发光物质激发过程，产生光子。通过酶标抗原或抗体间的竞争性或非竞争性免疫结合反应，形成酶标复合物，再加化学发光底物，经酶促反应发光。其发光持续时间在30min以上，同时发光强度也大大提高，改善了信噪比，提高了灵敏度。目前常用的CLEIA主要有HRP-H_2O_2-鲁米诺-增强剂系统和碱性磷酸酶-环1,2-二氧乙烷衍生物系统两种。

3．电化学发光免疫分析 电化学发光免疫分析（electrochemiluminescence immunoassay，ECLIA）是一种

在电极表面由电化学引发的化学反应，主要反应物质包括三联吡啶钌 $[Ru(bpy)_3]^{2+}$ 和电子供体三丙胺（TPA）。在电场中的阳电极表面 $[Ru(bpy)_3]^{2+}$ 和 TPA 可同时失去一个电子而发生氧化反应，二价的 $[Ru(bpy)_3]^{2+}$ 被氧化成三价 $[Ru(bpy)_3]^{3+}$，这是一种强氧化剂。TPA 失去电子后被氧化成阳离子自由基 TPA^{+*}，它很不稳定，可自发地失去一个质子，形成自由基 TPA^{*}，这是一种很强的还原剂，可将一个电子递给三价的 $[Ru(bpy)_3]^{3+}$，使其形成激发态的 $[Ru(bpy)_3]^{2+*}$。$[Ru(bpy)_3]^{2+*}$ 不稳定，很快发射出一个波长为 620nm 的光子，恢复成基态的 $[Ru(bpy)_3]^{2+*}$。这一过程可以在电极表面周而复始地进行，仅消耗 TPA，而作为标记物的 $[Ru(bpy)_3]^{2+}$ 不被消耗，因此一个 $[Ru(bpy)_3]^{2+}$ 可产生许多信号光子，大大增强了信号强度。

电化学发光免疫检测系统是以 $[Ru(bpy)_3]^{2+}$ 为标记物，标记抗原或抗体，通过免疫反应和电化学发光反应分析待测物的含量。

4．注意事项

（1）应严格按照仪器说明书要求做好维护保养工作，保持管路清洁畅通。

（2）系统对运行环境要求较高，应严格控制室内温度和湿度。

（3）所有定标液、质控液和标本在操作前必须保存在 20～25℃，试剂和标本应充分混匀，混匀时注意不可产生泡沫。

（4）为使本底降到理想水平，除采用纯化学试剂外，还应使用去离子水。

5．发光免疫分析的特点

（1）发光免疫分析灵敏度高、特异性强，重复性好，是临床应用最广泛的体外非放射性分析方法。

（2）测量范围宽，可达 7 个数量级；光信号持续时间长，测定时间短。

（3）试剂稳定性好，有效期可达 6 ~ 12 个月，无放射性污染。

（4）发光免疫分析仪器和试剂需配套使用，不像 RIA 或 ELISA 可使用开放试剂。

第六节　其他体外分析方法

1．液相色谱 - 质谱联用技术　液相色谱 - 质谱法（liquid chromatography/ mass spectrometry，LC/MS）是自动化程度高的现代化高级分析技术。以液相色谱作为分离系统，质谱为检测系统。样品在质谱部分和流动相分离，被离子化后，经质谱的质量分析器将离子碎片按质量数分开，经检测器得到质谱图。

LC/MS 除了可以分析气相色谱 - 质谱法（GC/MS）所不能分析的强极性、难挥发、热不稳定性的化合物之外，还具有以下几个方面的优点：分析范围广、分离能力强、定性分析结果可靠、检测限低、分析时间快。

LC/MS 因其自身的优势越来越多地被应用于临床医疗。它的高灵敏度、低检测限、样本用量少、高通量、检测速度快、样本前处理简单的诸多优势使其成为临床分析中不可替代的方法，是新生儿遗传性疾病筛查的“金标准”。LC/MS 在维生素 D、类固醇类激素、儿茶酚胺类激素、氨基酸、脂肪酸、肉碱、治疗药物等微量物质检测及毒物鉴定方面也具有明显的优势。

2．**分子诊断技术** 分子诊断技术是应用分子生物学技术通过检测基因的存在、缺陷或表达异常，从而对人体状态和疾病作出诊断的技术。以确定受检者有无基因水平的异常变化，对疾病的预防、预测、诊断、治疗和预后具有重要意义。分子诊断的对象是DNA、RNA及蛋白质。分子诊断的主要技术有核酸分子杂交、聚合酶链反应和生物芯片技术等。

3．**流式细胞术** 流式细胞术（flow cytometry，FCM），是对悬液中的单细胞或其他生物粒子，通过检测标记的荧光信号，实现高通量、快速、精确检测单个细胞理化特性的多参数定量分析和分选的技术。具有检测速度快、测量指标多、采集数据量大、分析全面、方法灵活等特点。

流式分析的样本种类包括外周血、骨髓穿刺液、骨髓活检物、组织活检物、浆膜腔积液、脑脊液、皮肤、黏膜（内窥镜活检物）、细针穿刺物等。

第七节 体外分析实验室管理及规范准则

【体外分析实验室】

指利用放射体外分析技术及由其发展起来的其他体外分析技术，开展集医疗、教学、科研为一体的检测工作的场所。实验室隶属核医学科，其建设、执业行为、质量保证和安全保障均由核医学科统一负责和管理。

【人员、设施、环境、设备试剂耗材管理】

从事体外分析的人员是指具有一定学历、技术职称且经过培训考核合格后被授权的专业技术人员。

设施应具有生物安全防护和辐射安全防护，应确保实验室人员、实验室及周围环境全设施的安全。实验室应有合理的布局及与本实验室功能相匹配的设施（温度、湿度、通风、照明、实验台、安全设施）。

设备及试剂耗材需符合国家相关法律、法规的规定。实验室人员应做好设备的维护、维修、报废、使用，保证设备处于正常状态。设备试剂耗材在使用前应验证其性能是否达到标准，并符合相关检测的要求。

【分析工作的质量控制】

1．分析前阶段　分析前阶段是指按时间顺序自医生申请至检验启动的过程，包括检验申请、受检者准备和识别、原始样本采集、运送和实验室内传递、样本接收和储存。

2．分析中质量控制

（1）检测方法的选择和方法学性能评价：检测方法的选择需与临床共同完成，选择公认的并被实验室证明其性能指标能满足临床要求的方法。方法学性能评价需对正确度、精密度、线性范围、临床可报告范围、分析灵敏度与功能灵敏度、生物参考区间进行验证。

（2）标准操作规程：体外分析实验室应制订方法、设备、样本和数据四类的标准操作规程。每个实验室格式应统一，详细完整，确保其实用性，也要注意及时更新版本。

（3）室内质量控制：体外分析实验室应建立室内质量控制相关制度与程序，明确靶值和控制线的确定方法，制订明确的质控规则，定量检测项目应使用第三方质控品。放射体外分析检测项目可选用试剂厂商提供的质控品及自制质控品。失控时，应及时找原因，采取纠正措施，详细记录好失控分析报告并定期进行汇总和处理。

（4）室间质量评价和能力验证：实验室应参加相应级别的室间质量评价和实验室能力验证工作，没开展这两项内容的实验室应通过与其他实验室比对的方式判断其相关检验项目结果的可接受性。

3．分析后质量控制 分析后阶段是指检验之后的过程，包括结果复核、临床材料保留和储存、样品处置，以及检验结果的格式化、发布、报告和留存等。检验报告单发出前，应由高年资有经验的人员审核并签名发送；检验报告的发放应考虑到保护受检者的隐私；进行危急值的处理；注意检验后样本的保存和处理。

4．实验室风险管理 实验室风险是指整个检测过程中存在发生损失和不安全事件的不确定性及可能性。风险管理包括风险的识别、风险的评估及风险的监测和控制。风险管理的目的是通过识别、评估、监测、控制及持续改进过程。在检测分析前、中、后各个环节对人、机、料、法、环建立特定的风险管理程序，从而使损害发生的概率和影响最小化，保证实验结果准确以及工作人员和受检者的安全。

5．核医学体外分析实验室管理规范 由放射体外分析技术发展起来的分析技术和方法已逐步成为医学领域的常规手段，为实现对核医学体外分析实验室全面的质量管理，建立规范的符合实验室实际情况的质量管理体系，2015 年中华医学会核医学分会组织编写了《核医学体外分析实验室管理规范》。这是第一部由核医学人员编写的用于规范核医学实验室行为准则的标准，它的发表与应用对推动核医学体外分析专业的发展、确保分析质量、提高服务水平起到了明显的促进作用。

规范适用于核医学体外分析实验室，相关章节也适用于其他从事放射性核素体外分析操作的医学实验室。《核医学体外分析实验室管理规范》核心内容是组织管理、质量管理、安全管理及风险管理。主要通过发生概率和影响程度来衡量。

6. 医学实验室质量和能力认可准则 《医学实验室质量和能力认可准则》（ISO 15189）是目前指导医学实验室建立完善和先进质量管理体系最好、最适用的标准，它从管理要素和技术要素两方面提出了医学实验室应遵守的规则。在管理要素上，描述了实验室组织和管理以及质量管理体系、服务活动要素等方面的要求；在技术要素上，规定了对人员、设备、设施等要素以及检验程序和结果报告等要点。

通过 ISO 15189 认可，会明显提高体外分析实验室的质量管理水平，提供更准确的检验结果及减少可能出现的质量风险和责任。

第八节 体外分析技术的发展和现状

临床诊断信息的大部分来自体外分析诊断，体外分析技术的发展助力临床诊断的提升。体外诊断目前已经成为疾病预防、诊断治疗所必不可少的医学手段。体外诊断行业的发展与生物化学、免疫、分子生物等领域密切相关，这些领域目前也是体外诊断的主要应用领域。近些年诸多的体外分析技术也迅猛发展，快速占领体外诊断市场。

从核医学的体外分析技术的发展进程来看，其中放射免疫分析技术开创了微量物质检测的新纪元，它是在核医学中建立最早、应用最广泛的体外分析技术。20 世纪 60 年代由 Yalow 和 Berson 等建立了胰岛素放射免疫分析法，这是医学生物学界微量分析中的创新，他们因此获得了诺贝尔生理学或医学奖。在当时，因其具有其他检测方法所无法比拟的特点：①灵敏度高，可分析 10^{-15}g/L 的微量生物活性物质；②操作简便，成本低，血清、血浆、体液，组织匀浆等不加提纯可直接测量。所以很快扩展到其他领域，如：药理学、血液等，成为 20 世纪 60—80 年代中期医学分析领域中占统治地位的分析技术。

RIA 分析法经过了几十年的历程，日趋完善，随着 McAb 技术的进步以及标记和分离技术的不断发展，这种超微量分析技术在医学上的应用范围不断扩大。在 RIA 分析理论的基础上相继衍生出许多非放射性标记免疫分析技术，如：酶免疫分析、时间分辨荧光免疫分析、发光免疫分析等。现在标记免疫分析技术正日益向非放射性和自动化的方向发展，且已渗入到临床常规项目的检测之中。但是，因 RIA 分析具有较高的灵敏度和特异性，特别是检测成本低，检测项目多等优点，仍然具有很大的应用价值。尤其在医学基础研究中，对于新的生物活性物质的检测，RIA 技术更是高自动化的非放射性标记免疫分析不能取代的。可以认为 RIA 技术仍将是新的生物活性物质检测的首选方法之一。

体外非放射性分析从20世纪80年代以来得到快速发展。如直接化学发光免疫分析、化学发光酶免疫分析、电化学发光免疫分析等相关分析技术提高了检测的灵敏度、检测范围和检测速度。目前，以发光免疫分析为代表的试剂盒及自动化测量设备在临床应用中占比较大，极大地推动了体外分析技术的发展，也弥补了RIA的不足，使生物医学检测技术进入了一个新阶段。未来体外分析技术发展需求在于：高灵敏度、特异性强、检测速度快、可重复性好、成本低的技术方法，将会成为市场的主流。

体外分析常用指标的临床意义见表16-2。

表16-2　体外分析常用指标的临床意义

测定物质	英文缩写	临床意义
总甲状腺素	TT_4	甲亢、甲减的诊断和治疗监测
总三碘甲状腺原氨酸	TT_3	甲亢、甲减的诊断和治疗监测；低T_3综合征、T_3型甲亢
游离甲状腺素	FT_4	甲亢、甲减，结果不受甲状腺结合球蛋白（TBG）影响，妊娠甲状腺功能的判断
游离三碘甲状腺原氨酸	FT_3	甲亢、甲减，结果不受TBG影响，妊娠甲状腺功能的判断
促甲状腺激素	TSH	判断甲状腺功能（甲亢或甲减）重要指标之一；诊断亚临床甲亢或甲减；新生儿甲减筛查的指标
抗甲状腺球蛋白抗体	TGAb	自身免疫性甲状腺病的参考指标，慢性淋巴细胞性甲状腺炎、格雷夫斯病受检者中也可升高

续表

测定物质	英文缩写	临床意义
抗甲状腺过氧化物酶抗体	TPOAb	慢性淋巴细胞性甲状腺炎、萎缩性甲状腺炎、产后甲状腺炎受检者中升高多；格雷夫斯病受检者中也可升高
促甲状腺激素受体抗体	TRAb	格雷夫斯病诊断、预后判断、治疗停药指标、判断复发
甲状腺球蛋白	Tg	分化型甲状腺癌术后监测、甲状腺炎的辅助诊断
降钙素	CT	甲状腺髓样癌
甲状旁腺激素	PTH	判断甲状旁腺功能状态（甲旁亢、甲旁减），诊断代谢性骨病
促肾上腺皮质激素	ACTH	皮质醇增多症、原发及继发性肾上腺皮质功能不全；疑有异位 ACTH 分泌
皮质醇	cortisol	分泌存在昼夜节律。增高见于皮质醇增多症、肾上腺癌、应激、肥胖症；降低可见肾上腺皮质功能减退
生长激素	GH	垂体腺瘤、肢端肥大症、巨人症、侏儒症
胰岛素	insulin	糖尿病分型诊断、胰岛细胞瘤
C 肽	C-p	胰岛细胞功能判断、指导胰岛素治疗
胰高血糖素	glucagon	胰高血糖素瘤特异诊断、糖尿病研究
胃泌素	gastrin	胃泌素瘤特异诊断、消化系统疾病研究
肾素	renin	高血压分型、原发和继发性醛固酮增多症

续表

测定物质	英文缩写	临床意义
血管紧张素Ⅱ	AⅡ	高血压分型、原发和继发性醛固酮增多症
醛固酮	ALD	原发性醛固酮增多症、肾性高血压、肾上腺皮质功能减退
脑利钠肽前体	Pro-BNP	急慢性心力衰竭、心血管疾病的预后评估
肌红蛋白	Mb	急性心梗、骨骼肌损伤
地高辛	Digoxin	洋地黄血浓度监测
雌二醇	E_2	双胎或多胎妊娠、葡萄胎、妊娠高血压综合征、垂体卵巢性闭经、垂体卵巢性不孕
雌三醇	E_3	妊娠及胎儿发育情况观察，计划生育研究
孕酮	P	多胎、葡萄胎、妊娠高血压综合征、糖尿病孕妇、先天性肾上腺增生、卵巢颗粒层细胞癌
促卵泡激素	FSH	鉴别卵巢性闭经与垂体及下丘脑性闭经、更年期综合征
黄体生成素	LH	鉴别卵巢性闭经与垂体及下丘脑性闭经、更年期综合征
睾酮	T	男性性功能监测
抗米勒管激素	AMH	评价卵巢储备
催乳素	PRL	催乳素瘤特异诊断
人绒毛膜促性腺激素	hCG	早孕、葡萄胎、绒毛膜癌、计划生育研究
叶酸	FA	营养性巨幼细胞贫血、溶血性贫血、白血病

续表

测定物质	英文缩写	临床意义
维生素 B_{12}	$VitB_{12}$	营养性巨幼细胞贫血、白血病
β_2- 微球蛋白	β_2-MG	肾小球受损、恶性肿瘤
铁蛋白	Fer	缺铁性贫血、肝癌、急性白血病
甲胎蛋白	AFP	原发性肝癌、卵巢内胚窦瘤、胎儿发育情况监测
癌胚抗原	CEA	消化道腺癌、肺癌、乳腺癌
癌抗原 19-9	CA19-9	胰腺癌、胆管癌、结肠癌、肝癌等
癌抗原 50	CA50	胰腺癌、胆管癌、卵巢癌等
癌抗原 12-5	CA12-5	卵巢癌、子宫内膜癌等
癌抗原 15-3	CA15-3	乳腺癌、卵巢癌、宫颈癌等
癌抗原 72-4	CA72-4	胃癌、肺癌、乳腺癌等
癌抗原 24-2	CA24-2	胰腺癌、结直肠癌等
神经元特异性烯醇化酶	NSE	小细胞肺癌、神经母细胞瘤等
细胞角蛋白 19 片段	CYFRA21-1	非小细胞肺癌、鳞状细胞癌等
人附睾蛋白 4	HE4	卵巢癌、子宫内膜癌等
胃泌素释放肽前体	ProGRP	小细胞癌
前列腺特异性抗原 / 游离前列腺特异性抗原	PSA/FPSA	前列腺癌

第十七章
人工智能与核医学

随着人工智能（AI）技术的飞速发展，在核医学这一高度专业和技术密集型的分支中，AI 正逐渐成为推动行业创新与变革的关键力量。核医学，作为利用放射性同位素进行疾病诊断和治疗的医学领域，其精准性、灵敏度和特异性对于提高受检者治疗效果至关重要。

【AI 基本概念】

AI 是一个涵盖所有研究机器模仿人类等认知能力的超集概念。机器学习（machine learning，ML）是 AI 的分支，在计算机科学领域的应用使计算机无须显式编程就能学习。ML 由能够基于数据进行学习和预测的算法组成：这类算法在已有样本基础上进行训练，以构建模型；在传统编程不可行的情况下，通常采用 ML；如果经过适当的训练，可以适应新的案例应用。ML 的最重要的子集是深度学习（deep learning，DL）。它是 ML 中一种基于对数据进行表征学习的方法，也是一种能够模拟出人脑神经结构的 ML 方法。主要包含 4 种典型的 DL 算法：卷积神经网络（convolutional neural network，CNN），人工神经网络（artificial neural network，ANN），生成对抗网络（generative adversarial network，GAN），强化学习（reinforcement learning，RL）。

DL 让数据输入提取的许多步骤能够自动化完成，减少了人工干预的需要。深度学习涉及在图像上添加多个处理层以检测复杂特征。ANN 的通信类似于神经元的通信，CNN 使用卷积过程从图像中提取特征，ANN 使用这些特征数据作为输入。在将神经网络层应用于图像的特定区域后，CNN 迭代遍历图像。CNN 通过交替使用卷积层和池化层对特征进行采样和压缩，从而减少所需的计算量。GAN 使用鉴别器和生成器网络之间的“零和游戏”规则来模糊假输入和真输入之间的界限。为了最小化这种差异，生成器创建虚构出来的数据，而鉴别器将真实输入和虚构输入区分开来，以期获得最佳效率。用于训练的巨大数据集，硬件升级后的可访问性及 ML 是评估影像组学中特征提取的有用工具。

ML 在核医学成像的应用包括 PET、SPECT 影像采集及影像的预处理，病变分割与分类等方面。在核医学中使用 DL，包括使用 PET、SPECT 进行疾病诊断，成像物理研究，图像重建，图像分割与分类。体现 ML 具体能力的应用实例包括自动图像分割、预分析和定量化分析，影像组学从图像数据中提取特征，图像重建、病例分类、病例研究和数据挖掘等。

【AI 在核医学的应用现状】

1．图像前处理技术　以往通过统计迭代图像重建、后重建滤波、后处理或采购最新的硬件设备作为应对低信噪比图像，提升诊断性能的常规手段。近年来针对已有的设备，采用 DL 算法在一定程度上恢复低剂量图像的基础信号和结构，估算和预测高质量标准剂量图像的软件系统开始出现。有别于下游的辅助诊断，处于工作流上游的图像重建增强技术在 AI 和 ML 技术的驱动下，让我们看到：在保证 SPECT/PET 图像质量的同时，将 CNN 嵌入到迭代图像重建框架中，以此实现降低图像噪声、提高视觉图像质量，从而大幅度缩短扫描时间，而不降低诊断准确率的产品效果。

2．医学影像分析与处理　AI 在核医学影像分析方面的应用尤为显著，通过深度学习算法，能够自动识别和分析 PET、SPECT 等高复杂度的影像数据，提高了影像的解读速度和准确性。早在 2016 年，Teramoto 等人利用 CNN 自动识别 ^{18}F-FDG PET/CT 肺结节影像，显著降低了假阳性率。国内一项多中心对非小细胞肺癌（NSCLC）影像的大数据研究项目，基于 CNN 算法检测肺癌的准确率达到了 77%。国外学者提出了基于 DL 的模型，应用多种策略准确诊断恶性结节。使用深度三维定制混合链路网络架构，进行肺结节检测和分类，在 LIDC-IDRI（the Lung Image Database Consortium）肺结节公开数据集上测试获得了灵敏度 94% 和特异性 91% 的测试结果。

3．剂量优化与个性化治疗　头颈癌（head and neck cancer，HNC）是世界范围内常见的癌症之一，准确描绘肿瘤区（GTV）对于 HNC 图像引导放射治疗（radiation therapy）规划至关重要，可以有效保护健康组织，同时避免瘤周剂量不足。目前流行的做法是使用功能有限的自动工具手动进行 GTV 勾画。当遇到大体积且不规则的 GTV

时，这项工作变得耗时且容易出现错误。文献提出了一种基于 DL 的 HNC 自动 GTV 分割框架。通过具有密集连接的 3D 卷积算法，允许更好的信息传递和充分利用从多模态医学图像中提取的特征。研究结果表明，该方法可以有效地从 CT 和 PET 图像中学习解剖和代谢信息，并产生比目前最先进的方法更好的分割效果。Zhong 等人使用 3D DL 全卷积网络（DFCN）开发了一种基于 PET/CT 图像的共分割模型，可以在 CT 和 PET 图像之间共享信息。该模型在一个小规模接受全身立体定向放射治疗的非小细胞肺癌（NSCLC）受检者数据测试中，表现出较人工手动分割更具优势。

AI 能够基于受检者的具体情况，包括生理特征、疾病进展及以往治疗反应，精确计算出最优的放射性药物剂量，实现个性化治疗方案的制定。这不仅减少了不必要的辐射暴露，还最大化了治疗效益，体现了精准医疗的核心理念。

4．疾病早期检测与诊断　有研究通过结合 ^{18}F-FDG PET 和 CT 数据区分良性和恶性肺结节，证明 ANN 的优势。此外，在应用超低剂量 ^{18}F-FDG PET 时，使用 ML 算法自动检测肺癌也表现出优势。经过训练以区分肺癌受检者和健康者对照的 ANN 用于分析 PET 图像数据。研究者报告了仅使用 1/30 剂量就能获得高灵敏度（91.5%）和特异性（94.2%），意味着使用 ML 恢复超低剂量 PET 数据。

也有厂家研究在不借助共配 CT 的前提下，使用不同的 CNN 对脑 PET 图像直接进行衰减校正的实践。还有不同的小组报告了使用 GAN 创建的全身 PET 图像的准确图像量化方法。此类 AI 应用研究虽属早期，但未来很有可能发展出利用超低剂量 FDG PET 应用于各种实体瘤，特别是乳腺癌、结直肠癌、肺癌的肿瘤早期筛查技术。

5．治疗效果评估与预后预测　全身 ^{18}F-FDG PET/CT 成像在淋巴瘤诊断、分期、治疗反应评价和缓解评估中承担重要角色。然而在常规临床环境中，PET 图像的全面量化颇具挑战。AI 被看作应对挑战的答案。有研究使用 3D CNN 集合对确诊淋巴瘤受检者的淋巴结进行淋巴瘤累及诊断。该方法的预后价值几乎与高年资医生结论相当。

AI 技术可以根据医学影像、病理检查、肿瘤标志物等信息快速识别高危人群，然后筛查癌症受检者，实现早期诊断。AI 算法还可以预测生存时间、复发风险、转移和治疗反应，对预后产生影响。有研究者将 ^{18}F-FDG PET/CT 胰腺癌成像与支持向量机（SVM）算法结合，克服了从非增强 CT 图像中区分恶性病变的障碍。通过算法分离胰腺 CT 图像中的感兴趣区，然后使用双阈值主成分分析（DT-PCA）进行特征提取。最后，采用混合反馈 - 支持向量机 - 随机森林算法（HFP-SVM-RF）对胰腺恶性病变进行分类。随机森林模型是一种流行的监督式 ML 学习模型，用于分类和决策。初步测试结果显示，混合模型的准确率为 96.5%。

6．促进医学研究　由于成像技术的迅猛发展，医学影像已然成为疾病管理的关键模式，为临床赋予了全方位的视角及丰富多元的信息，在疾病筛查、早期诊断、治疗抉择以及预后评估等层面发挥着至关重要的作用。如今，我们知晓病灶在形态或功能上的改变是由受检者个体的基因、细胞、生理微环境、生活习惯以及生存大环境等众多因素共同作用所决定的。倘若在常规影像学诊断的基础之上，通过深度挖掘数据，探寻出疾病的内在特征，进而反映出人体组织、细胞以及基因水平的变化，这必将对临床医学产生深远的影响。基于此理论，影像组学（radiomics）顺势而生。其从医学影像中提取高通量特征以量化肿瘤等重大疾病，在肿瘤表型分型、治疗方案的选取以及预后分析等方面展现出显著优势，是近些年来临床医学与生物医学工程的研究热点。

伴随 DL 技术于图像处理和计算机视觉领域的广泛运用，借助 DL 技术辅助临床诊断与决策已成为医学图像分析领域的研究重点。在传统的影像组学分析当中，特征的提取、筛选、学习以及统计分析对于研究者在特征工程方面的知识储备要求颇高，并且相关工作极为耗时。DL 方法能够将特征工程的步骤直接融入学习进程，把特征工程的诸多工作交付给计算机完成。DL 的空前成就主要归因于以下要素：其一，高科技中央处理器（CPU）和图形处理器（GPU）的进步；其二，大量可供利用的数据；其三，学习算法的发展。从技术角度而言，DL 能够被视作对传统 ANN 的优化，因为它能够构建具有多层（多于两层）的网络。深度神经网络能够发掘分层特征表示，从较低层级的特征推导出更高级别的特征。并且在训练阶段的可用样本数量庞大时，DL 方法会极具成效。

影像组学工具提供了多种智能化标注工具及 ROI 处理工具，帮助医生在 AI 自动标注基础上进行手动修改，AI 将会在进行迭代训练后再次进行更加精细的自动标注，AI 自动标注可以替代烦琐的手动勾画和标注工作，大幅度节约时间、提升效率。AI 模型标注更加客观精准、不存在个体差异，分析结果也更加地稳定可靠。利用 DL 分割训练引擎，医生可根据临床需要训练相关 AI 模型，用于疾病检出和辅助诊断方面科研，还可应用于影像组学研究自动标记工作，大幅减少医生在科研过程中进行器官、病灶标记的工作量，提高科研效率。

针对大数据量科研，影像组学工具通常会提供 DL 分类训练引擎。DL 分类算法采用深度网络，能够提取图像二维和三维空间的纹理与语义信息。网络结构采用残差连接及稠密连接，融合不同尺度特征空间的纹理及语义信息。相较于传统的 ML，DL 引入卷积操作，借鉴视觉中的感受野机制，提取特征图中的局部信息并进行融合；通过构建更深的网络，提取图像语义信息。医生在无须编写程序代码情况下，建立自己个性化的算法模型，并且支持迭代式训练进一步优化模型。

核医学领域积累了大量的临床数据，AI 能够对这些海量数据进行深入挖掘和分析，发现潜在的疾病模式和规律。通过建立疾病预测模型，为疾病的早期诊断、预后评估和新治疗方法的研发提供有力支持。

【挑战与对策】

1．**数据质量和隐私问题**　AI 模型的性能依赖于高质量的数据，但核医学数据的采集和标注存在一定的难度，且数据的隐私保护至关重要。为了解决这一问题，利用新的 AI 技术自动化标注工具和算法来辅助人工标注，提高效率。另外，需要建立严格的数据管理规范，确保数据的准确性和完整性，同时采用先进的加密和匿名化技术保护受检者隐私。

2．**算法的可解释性**　一些 AI 算法的决策过程复杂且难以解释，这可能导致医生和受检者对其信任度降低。

针对这一问题，可采取以下应对措施：一方面，可以致力于开发更具可解释性的AI算法，通过可视化等手段让决策过程更直观地呈现出来，让医生和受检者能够更好地理解，可以利用特征重要性分析、决策树等技术来剖析算法的决策逻辑。另一方面，加强对医生和受检者关于AI算法的教育和培训，让他们了解其基本原理和优势，提高对其的认知水平。

同时，建立透明的评估机制，定期对AI算法的性能和可靠性进行公开评估和报告，增加信任度。在实际应用中，设置人工审核和监督环节，与AI算法的结果进行相互验证和补充。还可以开展多中心的临床研究和验证，用大量的实际案例来证明算法的有效性和可靠性。

3．临床验证和监管　新的AI技术在应用于临床之前，需要经过严格的临床试验和监管审批。这需要医疗机构、科研人员和监管部门共同努力，建立科学合理的评估体系，确保AI技术的安全性和有效性。AI在核医学领域的深入应用需要跨学科的合作，包括计算机科学、核物理、医学、生物统计学等多个领域专家的共同努力，以应对技术挑战，挖掘更多应用潜能。

综上所述，AI在核医学技术的应用正处于快速发展阶段，其带来的变革性影响不仅体现在提高诊断和治疗的效率与精度上，更在于推动整个核医学行业向更个性化、精准化、高效化的方向迈进。未来，随着技术的不断成熟与创新，AI与核医学的深度融合将开启医疗健康领域的新篇章，为全球受检者带来前所未有的福祉。

参考文献

[1] 韩丰谈. 医学影像设备学 [M]. 5 版. 北京：人民卫生出版社，2022.

[2] 王荣福，安锐. 核医学 [M]. 9 版. 北京：人民卫生出版社，2018.

[3] 中华医学会. 临床技术操作规范：核医学分册 [M]. 北京：人民军医出版社，2003.

[4] 尹大一，王铁. 核医学技师实用手册 [M]. 北京：人民卫生出版社，2015.

[5] 黄钢. 核医学与分子影像临床操作规范 [M]. 北京：人民卫生出版社，2014.

[6] 全国卫生专业技术资格考试用书编写专家委员会. 2022 全国卫生专业技术资格考试指导核医学与技术 [M]. 北京：人民卫生出版社，2021.

[7] 王铁. 核医学影像技师 [M]. 北京：人民卫生出版社，2015.

[8] 张秀梅. 核医学设备与检查技术 [M]. 北京：人民卫生出版社，2016.

[9] 黄钢. 核医学与分子影像临床应用指南 [M]. 北京：人民卫生出版社，2016.

[10] 中华医学会. 临床诊疗指南：核医学分册 [M]. 北京：人民卫生出版社，2006.

[11] 黄钢，李亚明. 核医学与分子影像 [M]. 4 版. 北京：人民卫生出版社，2022.

[12] 安锐，黄钢. 核医学 [M]. 3 版. 北京：人民卫生出版社，2015.

[13] 潘中允. 实用核医学 [M]. 北京：人民卫生出版社，2014.

[14] 赵德善，张承刚. SPECT 与 γ 照相机质量控制及参考规程 [M]. 北京：人民卫生出版社，2010.

[15] 王雪梅. 核医学 [M]. 2 版. 北京：中国医药科技出版社，2023.

[16] 李方，兰晓莉. 核医学 [M]. 3 版. 北京：人民卫生出版社，2021.

[17] 李少林，王荣福. 核医学 [M]. 8 版. 北京：人民卫生出版社，2013.

[18] 谭天秩. 临床核医学 [M]. 3 版. 北京：人民卫生出版社，2013.

[19] 余建明. 实用医学影像技术 [M]. 北京：人民卫生出版社，2015.

[20] GRAHAM R, LITTLE D, CADE S, et al. British Nuclear Medicine Society clinical guideline for bone scintigraphy [J]. Nucl Med Commun, 2022, 43(11): 1109-1112.

[21] FENDLER W P, EIBER M, BEHESHTI M, et al. PSMA PET/CT: joint EANM procedure guideline/SNMMI procedure standard for prostate cancer imaging 2.0[J]. Eur J Nucl Med Mol Imaging, 2023, 50(5): 1466-1486.

[22] 陈跃，邱琳，石洪成，等. ^{68}Ga- 成纤维细胞激活蛋白抑制剂 PET/CT 显像指南 [J]. 中国医学影像技术，2022，38(6)：801-806.

[23] 陈跃，霍力，兰晓莉，等. ^{68}Ga-DOTA- 生长抑素受体 PET/CT 神经内分泌肿瘤显像操作指南 [J]. 中国医学影像技术，2019，35（9）：1281-1284.

[24] TERAMOTO A, FUJITA H, YAMAMURO O, et al. Automated

detection of pulmonary nodules in PET/CT images: Ensemble false-positive reduction using a convolutional neural network technique: FP reduction for pulmonary nodule detection using CNN[J]. Med Phys, 2016, 43 (6): 2821-2827.

[25] WU J, TAN Y, CHEN Z, et al. Decision based on big data research for non- small cell lung cancer in medical artificial system in developing country[J]. Comput Methods Programs Biomed, 2018, 159: 87-101.

[26] NASRULLAH N, SANG J, ALAM M S, et al. Automated lung nodule detection and classification using deep learning combined with multiple strategies [J]. Sensors, 2019, 19(17): 3722.

[27] GUO Z, GUO N, GONG K, et al. Gross tumor volume segmentation for head and neck cancer radiotherapy using deep dense multi-modality network [J]. Phys Med Biol, 2019, 64(20): 205015.

[28] ZHONG Z, KIM Y, PLICHTA K, et al. Simultaneous cosegmentation of tumors in PET-CT images using deep fully convolutional networks[J]. Med Phys, 2019, 46(2): 619-633.

[29] SCHWYZER M, FERRARO D A, MUEHLEMATTER U J, et al. Automated detection of lung cancer at ultralow dose PET/CT by deep neural networks: initial results [J]. Lung Cancer 2018, 126: 170-173.

[30] ARABI H, ZAIDI H. Deep learning-guided estimation of attenuation correction factors from time-of-flight PET emission data [J]. Med Image Anal, 2020, 64: 101718.

[31] DONG X, LEI Y, WANG T, et al. Deep learning-based attenuation correction in the absence of structural information for whole-body

positron emission tomography imaging [J]. Phys Med Biol, 2020, 65(5): 055011.

[32] LI S, JIANG H, WANG Z, et al. An effective computer aided diagnosis model for pancreas cancer on PET/CT images [J]. Comput Methods Programs Biomed, 2018, 165: 205-214.